编 委 会

主编

赖海标

编委

孟繁甦　曾建峰　陈星谕　罗齐平

阚丽娜　叶　茂　唐荣志　黄新凯

梁晓梅　邝继盛　张梓钰

赖海标经方演绎

赖海标　主编

暨南大学出版社
JINAN UNIVERSITY PRESS

中国·广州

图书在版编目（CIP）数据

赖海标经方演绎 / 赖海标主编. -- 广州 ：暨南大
学出版社，2024. 11. -- ISBN 978-7-5668-4040-0

Ⅰ. R277.5

中国国家版本馆 CIP 数据核字第 202407NC26 号

赖海标经方演绎

LAI HAIBIAO JINGFANG YANYI

主　编：赖海标

出 版 人：阳　翼
责任编辑：郑晓玲
责任校对：孙劭贤
责任印制：周一丹　郑玉婷

出版发行：暨南大学出版社（511434）
电　　话：总编室（8620）31105261
　　　　　营销部（8620）37331682　37331689
传　　真：（8620）31105289（办公室）　37331684（营销部）
网　　址：http://www.jnupress.com
排　　版：广州尚文数码科技有限公司
印　　刷：广州市快美印务有限公司
开　　本：787mm × 1092mm　1/16
印　　张：14
字　　数：232 千
版　　次：2024 年 11 月第 1 版
印　　次：2024 年 11 月第 1 次
定　　价：98.00 元

前　言

　　《伤寒论》由东汉末年著名医学家张仲景所著，为中医四大经典之一，开创了辨证论治的先河，对后世、对中外影响深远。它以三阴三阳统摄诸病，通过辨阴阳、辨寒热、定表里、分虚实，进一步判明病变的性质、部位和邪正盛衰，以及疾病发生发展规律和预后转归，起到了提纲挈领、执简驭繁的作用。《伤寒论》主论外感风寒，兼论内伤杂病，其所见者大、所包者广，熔理、法、方、药于一炉，开创了"以证辨病，以病循理，以理立法，以法立方，以方选药"的崭新局面，如麻黄汤之汗法、瓜蒂散之吐法、承气汤之下法、小柴胡汤之和法、四逆汤之温法、白虎汤之清法、抵当汤之消法、建中汤之补法等，使汗、吐、下、和、温、清、消、补八法悉具，后世尊为准绳规则。

　　学习和研究《伤寒论》，对于理解和掌握中医的临床辨证思维、提高中医临床水平，具有重要意义。《伤寒论》强调方证相应，有是证用是方，方随法出，法随证立；注重从自然环境、个体差异、病因病机等多个方面出发，综合分析，"观其脉证，知犯何逆，随证治之"。

　　笔者在学习和临证过程中，反复研读《伤寒论》，常用经方，明白要想真正读懂《伤寒论》并不是件容易的事，要"勤求古训，博采众方"，不断学习，勤于临证，强化中医临证思维，在学与用之间加深对《伤寒论》的理解。研读经典，在临床中验证经方，碰到不明白的问题，不妨尝试在《伤寒论》条文中寻找答案。如此这般，方能领略到《伤寒论》的智慧，也能使自己在阅读过程中得到收获。

　　本次整理出版的《赖海标经方演绎》一书，是基于笔者在《伤寒论》教学过程中的讲稿汇总。全书遵循《伤寒论》内容，对原文进行解读，力求还原张仲景的学术思想，并在解读原文的基础上，结合中医临床实践，对《伤寒论》的理论和实践进行深入浅出的阐释。本书力求重点突出地解释《伤寒论》，有助于高效掌握《伤寒论》的基本理论、基本知识和基本技能，培养临床思辨能力和实践能力。

　　本书是对笔者授课内容的总结，为最大程度体现授课思路和语言风格，行文通俗，亲切自然。其中对六经病的重点和难点详加阐述，可助初学者加深对《伤寒论》的理解，望与同道共勉。受笔者学术水平及对《伤寒论》的理解和阐释能力所限，书中有些观点不一定正确，敬请读者批评指正。

　　感谢赖海标经方工作室成员对本书编撰的大力支持和辛勤付出。

赖海标

2024 年 3 月 1 日

赖海标经方演绎

目 录

001 前 言

001 第 一 讲　麻黄类方的层次剖析

017 第 二 讲　五苓散的临床应用

033 第 三 讲　白虎汤及其类方的临床应用

061 第 四 讲　承气汤类方的临床应用

075 第 五 讲　小柴胡汤的临床应用

089 第 六 讲　柴胡类方的临床应用

113 第 七 讲　半夏泻心汤及其类方的临床应用

137 第 八 讲　理中丸的临床应用

151 第 九 讲　附子在经方中的应用探析

171 第 十 讲　厥阴病探微

189 第十一讲　六经辨证的临床思考与实践

201 第十二讲　经方的对偶

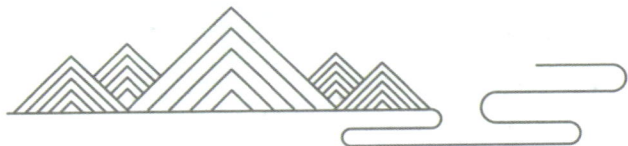

第一讲

麻黄类方的层次剖析

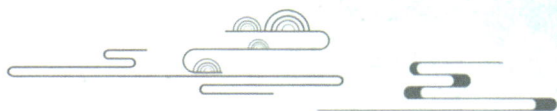

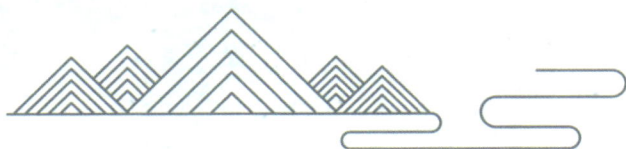

麻黄汤在临床上很常用，但是有一些医生，特别是年轻医生，可能不太敢用，其实麻黄类方的层次感非常强。

一、麻黄汤及麻黄类方概况

麻黄汤很简单，由麻黄、桂枝、杏仁、甘草四味药组成，是辛温解表的代表方。麻黄汤对医生来说可以说是学得最早，但用得最少。为什么用得最少？主要是不敢用，担心麻黄汤发汗厉害，患者用后烦躁，这是通病。接下来我们尝试厘清麻黄汤及麻黄类方使用的内涵与层次。

如果说桂枝汤是扶正第一方，麻黄汤就是祛邪第一方。桂枝汤辛甘化阳、酸甘化阴，是扶正第一方，很多补益剂都是在桂枝汤的基础上化裁而来的。中医治疗八法——汗、吐、下、和、温、清、消、补，汗法也就是解表法，是排在首位的，所以说麻黄汤是祛邪第一方。

我们来看麻黄汤证的病机——风寒表实证，它有两个方面：卫阳被遏，阳气被寒邪遏制住了，表气怫郁，阳郁化热，容易出现郁热；营阴郁滞，无汗，体表的津液不流通，津停成饮成湿。这个病机非常重要。

二、麻黄的剂量层次

清代名医王清任认为"药味要紧，分量更要紧"，所以我们首先看麻黄的剂量层次。在经方里，共有 31 首方剂含有麻黄，其中《伤寒论》有 13 首，《金匮要略》有 18 首，约占全部经方的 12%。可以说，张仲景用麻黄的比例是比较高的，当然，比起桂枝要少一些，这是大概而言。这 31 首方里，麻黄最大量用了六两，如大青龙汤；半夏麻黄丸用得最少，原书是说"小豆大"，有些专家考证，"小豆大"大概相当于现在的 1.5 克，因为它不是汤剂，用量很少。半夏麻黄丸只有两味药——半夏与麻黄，出自《金匮要略》，主治心下悸。这里的心下悸是因为水饮停留在心下，水气凌心，导致心下悸动。用半夏燥湿、和胃、降逆，用麻黄通阳开表，把积在心下的水气发散出去，以治疗心下悸。学经方的同道很清楚，张仲景治疗水饮凌心很少用这首方，一般用苓桂剂，即茯苓与桂枝。有兴趣的朋友可以对比一下，同样治疗心下悸，为什么在这里用半夏麻黄丸，在别的地方用茯苓与桂枝？这很有意思，很多经方是对偶的。麻黄用半两的有一方，用十六铢的有一方，用十八铢的有一方。汉代一两是二十四铢，所以说十六铢、十八铢还没有一两，三十铢相当于一两六铢。

以千金三黄汤为例：千金三黄汤也是张仲景的方。为什么叫千金？现在比较公认的《伤寒论》版本出自北宋，即由明代赵开美翻刻的宋代林亿、孙奇、高保衡代表朝廷整理的《伤寒论》。我们现在的版本没有收录三黄汤，但是唐代孙思邈的《千金要方》里明确写这首方是张仲景的，所以叫千金。三黄汤里有麻黄、黄芪、黄芩，所以叫三黄。其中既有解表的麻黄，也有清里热的黄芩，针对正气不足，又加了黄芪。还有两味药，一味是独活，一味是细辛。此方中麻黄用了三十铢。《伤寒论》中，麻黄用二两的较多；用三两的最多，共9首方；用量最大是六两，共4首方，包括大青龙汤和越婢汤及其类方——越婢加术汤、越婢加半夏汤。

不同的方证，对应不同的病种，张仲景用药是非常有层次感的，特别是在剂量方面。我们学中医的人要非常重视剂量，要根据方证所对应的病种选择不同的用量。我大体分类总结了麻黄用量的一般规律，当然，这只是一家之说，不一定是对的。例如，表寒重的时候麻黄用量大，表寒轻的时候麻黄用量小。刚才说的大青龙汤，麻黄是六两，可知表寒是比较重的。用于解表的时候麻黄用量大，不是用于解表的时候麻黄用量小。例如，风寒袭表、风寒束表、风寒闭表的时候，整个表给寒邪封闭住了，阳气津液不能气化进出，这个时候就要用大量的麻黄才能够把表打开。当然，麻黄的功效很多，它不仅仅有解表的功能，例如阳和汤，它也用麻黄，却不是用来解表，而是用来发散阳气，这个时候麻黄用量是很少的。此外，体质强壮的人麻黄用量大，体质比较弱的人麻黄用量小。我们中医强调三因辨证，因人、因时、因地制宜。例如，在北方，用量可能要大一些，因为长年寒风凛冽，人的肌肤相对致密；南方人肌肤相对松弛，麻黄可以用少一些。劳动人民经常风吹日晒，麻黄用量要大一些；白领一族平时比较少锻炼，皮肤白皙，细皮嫩肉，麻黄用量要少一些。冬天用麻黄可以量大一些，夏天用麻黄可以量少一些。总之，要据不同的体质、不同的季节、不同的地域特点调整麻黄用量。配伍也非常重要，例如，麻黄配伍石膏，麻黄用量可以大一些；白术是往中焦走的，燥湿、健脾，白术配伍麻黄的时候，麻黄用量可以大一些；麻黄配伍甘草，如甘草麻黄汤，甘草是甘缓的，走中焦，用了甘草之后，麻黄用量可以大一些。治疗表郁夹湿的时候麻黄用量大一些。麻黄在汤剂中用量大一些，在丸散剂中用量小一些。以上是大体的规律，什么时候麻黄用量大一些，什么时候麻黄用量小一些，主要看病情需要。

三、麻黄的功效层次

麻黄有发汗、平喘、利水三大功效。除了这些功效之外，其他功效在经方里也运用得很广泛。如麻黄汤，方中用麻黄来发汗解表，把束表、郁表的风寒，通过发汗的方法发散出去。还有麻杏甘石汤，方中用麻黄来止咳平喘。《伤寒论》第63条："汗出而喘，无大热者，可与麻黄杏仁甘草石膏汤。"麻杏甘石汤（又称麻杏石甘汤），只要是邪热壅肺，不论有汗无汗都可以用，麻黄在这里起平喘的作用。麻黄还有利水消肿的作用，如甘草麻黄汤可治里水，出自《金匮要略》。"里水，越婢加术汤主之，甘草麻黄汤亦主之"，也就是说这两首方都可以用，但是它们是有层次之分的。甘草麻黄汤就两味药，麻黄用四两，甘草用二两，后者刚好是前者的一半。有专家分析，条文中的里水可能有误，应该叫皮水。水饮在里，用发汗的方法不能把水利出来，所以我认为这里叫皮水是对的。麻黄还有解表退黄的作用，如麻黄连轺赤小豆汤（又称麻黄连翘赤小豆汤），"伤寒，瘀热在里，身必黄，麻黄连轺赤小豆汤主之"。身发黄是因为寒邪郁表，营阴郁滞，津停成湿，有化热的倾向，所以我们通过解表利湿的方式把湿热邪气宣发出去。里面还有赤小豆、生梓白皮，既开宣肺气，通过解表的方式发散一部分水气，又通过利尿的方式通调水道、下输膀胱，使水湿往下走。方中还有具清透作用的连轺，它是连翘的根，现在多改用连翘。还有治疗风寒湿痹证的桂枝芍药知母汤，针对寒湿郁滞、局部化热，用麻黄温经散寒、消肿止痛。桂麻各半汤，治疗表郁轻证，用麻黄发表止痒。还有振奋阳气的续命汤。以续命汤命名的很多方剂，例如我们经常用的《古今录验》续命汤，里面就包含了麻黄汤，用麻黄振奋阳气，醒脑开窍。还有治疗阴疽的阳和汤，用麻黄通阳行滞，破癥坚积聚。

简言之，麻黄的功效层次是非常多的，既有发汗解表治疗表证的，又有治疗水肿的、退黄的、止痛的、止痒的、振奋阳气的，还有通阳行滞治疗阴疽的。如果能把麻黄的性味功效理解透彻，临床上使用麻黄的机会非常多。

四、麻黄汤的配伍层次

中药配伍非常重要。中医药初时用单药，逐渐配伍用药，后来有完整的方剂，再后来用复方，用药种类越来越多。我们看麻黄汤，就四味药：麻黄、桂枝、杏仁、甘草。麻黄用三两，桂枝用二两，甘草用一两，这三味以 3：2：1 配比，杏仁是 70 枚。麻黄、桂枝都是辛温的，发汗、发散、解表。麻黄配桂枝相须为用，加强辛温发散之功，把郁遏在肤表的寒邪发散出去。麻黄是开宣肺气的，杏仁是肃降肺气的，所以说麻黄配杏仁，一个发散，一个肃降，作用点不一样，既相互配合，又有一定的相互制约作用，常用于治疗寒邪袭肺所导致的咳、喘。麻杏甘石汤、三拗汤等方剂，都是经典的搭配。还有麻黄配炙甘草，炙甘草是和中的，走中焦，它有和缓的作用，能使麻黄的发散作用缓慢释放，二者一散一缓，炙甘草对麻黄有制约作用。桂枝配麻黄相须为用，促进麻黄发散寒邪。还有甘草配桂枝，这个搭配也非常重要，是辛甘化阳的。《伤寒论》第64条提及："过汗"（发汗太过），出现"其人叉手自冒心，心下悸，欲得按"，就用桂枝甘草汤治疗。桂枝甘草汤就两味药——桂枝和炙甘草，桂枝用了四两，炙甘草用了二两，可治过汗损伤心阳出现的证候。麻黄汤四味药里，桂枝配炙甘草有"强心"作用，防范发汗太过损伤心阳所导致的"其人叉手自冒心，心下悸，欲得按"等证候，是温补心阳的。麻黄汤四味药，配合非常默契，既互相促进，也互相制约，甚至还考虑到万一出汗较多要护住心阳。

五、麻黄类方的配伍层次

在《伤寒论》与《金匮要略》两本书的记载里，共有31首方用了麻黄，说明张仲景用麻黄是比较多的。现在我们通过麻黄配伍来分析麻黄类方。麻黄配桂枝，如麻黄汤，解表发汗，相须为用。麻黄配杏仁，如麻杏甘石汤，宣发和肃降肺气。麻黄配石膏，如越婢汤，一味是辛温发散表寒，一味是辛寒清透里热。麻黄配葛根，如葛根汤，麻黄辛温散寒，葛根辛凉解肌。麻黄配薏苡仁，如麻杏苡甘汤，解表祛湿。麻黄配赤小豆，如麻黄连轺赤小豆汤，祛湿退黄。麻黄配升麻，如麻黄升麻汤，发散郁火。麻黄配细辛、干姜，如小青龙汤、厚朴麻黄汤、射干麻黄汤，宣散外寒内饮。麻黄配五味子，如麻黄五味子汤、小青龙汤、厚朴麻黄汤、射干麻黄汤，一是发散，一是收敛，互相制约。麻黄配白术，如麻黄加术汤、越婢加术汤，发汗与燥湿同用。《神农本草经》只有"术"而未分苍术与白术，至魏晋南北朝时期，陶弘景按其形态、性味及用法把"术"分为白、赤两种，但其功用仍未分，自宋代以后，才开始将二者分开：苍术味苦辛，性躁烈；白术味苦甘，性和缓。麻黄配甘草，如甘草麻黄汤，解表利水。麻黄配半夏，如半夏麻黄丸，治疗饮停心下，用半夏蠲饮消水、麻黄宣发阳气。麻黄配附子，如麻黄附子细辛汤、麻黄附子甘草汤，温阳解表，既温补阳气，又发散表寒。麻黄配厚朴，如厚朴麻黄汤，降逆平喘。麻黄配黄芩，如千金三黄汤，清宣肺气；又如麻黄升麻汤，其重要药物，一味是麻黄，一味是升麻，还有一味是黄芩，清宣上焦郁热。麻黄配黄芪的搭配也非常重要，需要我们开拓思路。黄芪是益气固表的，麻黄是开宣肺气的，如果既有风寒束表，又有正气不足，就可以把这两味药配在一起。刚才说的千金三黄汤里就有麻黄、黄芪、黄芩，这三黄配在一起，可以益气、解表、清里。麻黄配大黄，张仲景没有这样搭配，唐代以后才开始有这样的配伍，如防风通圣散。麻黄配大黄有宣上导下的作用，麻黄从表途径祛邪，大黄从里途径排毒，适用于肺胃热盛、痰热互结、肺气上逆、腑气不通所导致的各种临床证候。李寿彭先生善用麻黄配大黄，匠心独运，临证每收良效。近年来我也常用麻黄配大黄，解表与通腑同用，视表证、里证的轻重缓急调整麻黄和大黄的用量，使表证、里证同解。麻黄配蝉衣，张仲景没有这样搭配，但是后世有用，如三净汤，以净麻黄、净黄连、净蝉衣解表透疹，把皮下的郁热湿邪透发出去。

六、麻黄类方证的病势层次

中医非常重视辨证，辨证必包含病位和病性，如辨为脾虚、肺热，脾、肺即病位，虚、热即病性。此外，还应重视病势。什么是病势呢？就是疾病发展的趋势。它是往哪个方向走的？是加重了，还是逐渐好转？辨证时要关注病程走向、邪正盛衰，治疗要顺势而为。现在我们针对麻黄类方的演变，分析一下麻黄类方证的病势层次。

（一）寒邪束表发展趋势：寒→热

当人受到风寒这样的邪气侵袭时，如果正气不虚，正邪相争于表，就会出现麻黄汤证，也就是风寒表实证。麻黄汤首先出现在《伤寒论》第35条，这条列举了麻黄汤主治的常见证候，被后人称为麻黄汤八证，包括头痛、发热、身疼、腰痛、骨节疼痛、恶风、无汗、喘。麻黄汤八证中有四个是疼痛——头痛、身疼、腰痛、骨节疼痛，所以说寒邪袭表之后疼痛是比较明显的。为什么会疼痛？因为寒性是收引的、凝滞的，寒邪束表，导致气血运行不畅，不通则痛，以致全身多处疼痛。所以麻黄汤证没有什么里证，主要是表证。这是它的第一个层次。如果寒邪未除，正气尚足，阳气较盛，阳郁化热，则可能出现外寒里热，如大青龙汤证，它是寒包火，外寒重于里热。大青龙汤中麻黄用了六两，是麻黄用量最大的经方。大青龙汤的核心搭配是什么？就是麻黄配石膏，用麻黄来散表寒，用石膏来清里热，这样的搭配主要针对寒重于热的病机。麻杏甘石汤与大青龙汤配伍类似，主药也是麻黄配石膏，但它是热重于寒，也就是说表寒比较轻、里热比较重。麻黄在麻杏甘石汤中用量是四两，没有大青龙汤中用量那么大。此证汗出而喘，有汗可以用，无汗也可以用，它的重点不在麻黄，而是石膏，这是中间地带，寒邪袭表、郁表，在阳气比较足的情况下，寒入里化热，再离开太阳这个层次，完全进入阳明地带，变成里热证、阳明热证、气分热证，出现了白虎汤证，完全热了，但热不寒。麻黄汤证是纯粹的太阳表实证，寒邪入里后到了中间地带，外寒内热，就是大青龙汤证、麻杏甘石汤证。这是太阳阳明合病，既有太阳病，表邪未解，又有阳明证，表寒里热，最后完全进入阳明地带，但热不寒，全是热证无寒证。从太阳到阳明，从表寒到里热，可分为三个层次，包括纯表寒、纯里热，还有表寒里热的中间层次。这种层次多见于什么样的人呢？正气较足、阳气较盛的人常按这样的趋势转化。

（二）寒邪束表发展趋势：郁→湿

下面看一下第二个病势层次，我用了"郁"字，没有用"寒"字，因邪气把表郁住了，里面的湿气、营阴、津液没地方走，郁在里面不能发汗，变成湿气，病变偏重。麻黄汤证的病机是：卫阳被遏，营阴郁滞。上文是卫阳被遏所导致的第一个层次——由寒到热，而这第二个层次是由郁到湿，因为营阴没地方疏泄流通。那会出现什么呢？先是麻黄汤证，然后往里就是麻黄加术汤证、越婢加术汤证、麻杏苡甘汤证、麻黄连轺赤小豆汤证。

我们来看麻黄加术汤，麻黄汤加一个"术"，用白术或者苍术。麻黄加术汤证是在麻黄汤证的基础上湿气较重，单靠麻黄汤来发汗解表不足以把里面的湿气宣发出去，还要以健脾燥湿的方式，通过小便把它排出去一部分。也就是说，按开表与利水两个思路、两个方向同时并进。至于越婢汤，用麻黄配石膏，麻黄汤证是只有表寒，没有里热，但越婢汤证已经有热了。既有表寒，又有里热，还有湿，则用越婢加术汤。越婢加术汤证是表寒里热夹湿，麻杏苡甘汤用的是薏苡仁，此证的湿微微有一点化热了。麻杏苡甘汤利湿力度小一些，麻黄连轺赤小豆汤利湿力度大一些。还有针对"伤寒表不解，心下有水气"的小青龙汤，主治外寒内饮。上一小节那条线叫寒热线，这条线就是水湿线，从风寒袭表、寒邪郁表，到外寒内湿，再过渡到以寒湿为主，表证已经不太明显，总体来说是从表寒实证，到表郁里湿，再过渡到外寒内饮，以内饮为主。阳气比较足的人多从寒热线演变，湿气比较重的人多从水湿线演变。

（三）寒邪束表发展趋势：实→虚

第三个病势层次是虚实线。麻黄汤证是表寒实证，正气比较足，寒邪也比较盛，正邪相争比较激烈，因此症状比较明显。太阳和少阴相表里，正邪相争时间长了，正气逐渐虚衰，病变就往里发展。寒邪是阴邪，会耗损阳气，正邪长期相争，正气抵挡不住，阳气就会慢慢走下坡路。它会走到哪个方证？应该会往麻黄附子细辛汤证、麻黄附子甘草汤证这个方向走，寒邪未清，阳气已衰。阳气不足要靠什么？靠附子温阳。寒邪还在，用麻黄散寒。麻黄配附子，扶正祛邪同用，既温补阳气，又发散寒邪。最后过渡到四逆汤证，完全进入少阴地带，纯阳虚。"少阴之为病，脉微细，但欲寐"，也就是阳气很虚衰的状态，阳气不足的人会往这个方向走，我们把它称为虚实线。实是表寒实，虚是里阳虚，病变多朝这个方向演变。

（四）寒邪束表发展趋势：寒→痛

第四个病势层次是疼痛线。寒邪郁遏，正邪相争于表较为激烈，因此麻黄汤证的疼痛比较厉害，一身尽疼。还有《伤寒论》第 31 条的葛根汤证，"太阳病，项背强几几"，项背拘急疼痛不舒，类似颈肩综合征这一类疾病。葛根汤就是桂枝汤加葛根、麻黄。此证可能没有麻黄汤证痛得那么厉害，但是项背拘急疼痛不舒的感觉是很明显的。寒邪袭表、郁表、束表，体表营卫之气流通不畅，导致出现不通则痛的郁证，因此临床上多用葛根汤治疗颈椎病、颈肩综合征。麻黄附子细辛汤温经散寒、通络止痛，可治疗寒凝经脉所导致的痛症。

小结：

第一条是寒热线，从麻黄汤证，到大青龙汤证、麻杏甘石汤证、白虎汤证，由寒到热，到但热不寒，阳气比较足的人常往寒热线方向走。第二条是水湿线，从麻黄汤证，到麻杏苡甘汤证、麻黄连轺赤小豆汤证，津液困遏比较重的人常往水湿线方向走。第三条是虚实线，从麻黄汤证，到麻黄附子细辛汤证、麻黄附子甘草汤证，最后过渡到少阴病四逆汤证，多是阳气不足之人的走向。第四条是疼痛线，由麻黄汤证的"四个疼痛"，到葛根汤证的"项背强几几"，再到麻黄附子细辛汤证，治以温经散寒、通络止痛。

七、麻黄汤证传变层次

麻黄汤证由表向里传变：
传阳明：如大青龙汤证、麻杏甘石汤证
传太阴：如小青龙汤证、射干麻黄汤证、厚朴麻黄汤证
传少阴：如麻黄附子细辛汤证、麻黄附子甘草汤证
传厥阴：如麻黄升麻汤证

现在我们分析一下麻黄汤证由表向里的六经传变层次。一是传阳明，太阳层次的麻黄汤证向阳明层次传变，如大青龙汤证、麻杏甘石汤证，属太阳阳明合病（并病），病还没有离开太阳地界，一只脚又踏入了阳明地界，其中大青龙汤证为表寒重、里热轻，麻杏甘石汤证为表寒轻、里热重。二是传太阴，太阳太阴合病，外寒内饮，可能是外寒未解，里饮又生，也可能是先有里饮，再感外寒，如小青龙汤证、射干麻黄汤证、厚朴麻黄汤证。三是传少阴，太阳少阴合病，太阳与少阴相表里，本就阳气不足，又感染外寒，阳气无力抗邪，出现"脉沉，反发热"，如麻黄附子细辛汤证、麻黄附子甘草汤证。四是传厥阴，太阳表实的麻黄汤证如误下，有可能内传厥阴，出现上有郁热、下有寒湿的麻黄升麻汤证。后世医家虽然对麻黄升麻汤争议很大，但我们要重视此方，理解和运用它的组方规律。麻黄升麻汤证在原书中有四大类症状，具体在第357条。起因是"伤寒六七日，大下后"，伤寒误治，用了猛烈的攻下方法，出现上热下寒、肺热脾寒的四大类症状。第一类是咽喉症状，"咽喉不利，唾脓血"。第二类是脉证，"寸脉沉而迟""下部脉不至"。第三类是肢冷，"手足厥逆"。第四类是下利，"泄利不止"，下利严重。麻黄升麻汤证的病机可以理解为：肺气闭郁，化热伤阴动血伴有脾寒清阳不升，阴阳亏损。麻黄升麻汤至少包含了9首常用经方：麻黄汤（去杏仁）、桂枝汤（去生姜、大枣）、越婢汤（去生姜、大枣）、苓桂术甘汤、肾着汤、理中汤（去人参）、黄芩汤（去大枣）、白虎汤（去粳米）、当归四逆汤（去细辛、通草、大枣）。方中麻黄疏畅肺气膹郁，升麻清解内陷之热毒，黄芩清肺热，此三药是本方之眼目，可清里透外，使清而不闭、透而不脱，从而恢复肺的宣发、肃降功能。因"大下后"阴阳俱虚，以桂枝、茯苓、白术、甘草养阳，以天冬、玉竹、知母、当归、芍药养阴。此证寒热错杂，故以干姜温太阴寒，以石膏清阳明热，燮理中焦，升降气机。

八、麻黄类方的治疗层次

如何把麻黄类方用在治疗方面呢？现在我们分析一下麻黄类方的治疗层次。

（一）表证

对于表证，我们可以做一些归类。例如外感风寒，正气较足，就用麻黄汤，可解表发汗，使邪从汗出。又如皮疹瘙痒，汗少，汗出不畅，表气怫郁，表气出入不畅，可用桂麻各半汤、桂枝二越婢一汤，轻发其汗，往往汗出疹退痒止。针对浮肿，伴恶寒少汗、小便不畅，用麻黄类方也是比较多的，如麻黄加术汤、越婢加术汤、甘草麻黄汤。我曾诊治一个浮肿患者，用麻黄加术汤后，很快消肿。还有痹证，包括痛风、关节炎、类风湿性关节炎等，也可使用麻黄类方，如桂枝芍药知母汤、乌头汤。桂枝芍药知母汤是在桂枝汤的基础上做了一些加减：桂枝汤去大枣，另加了五味药——白术、附子、防风、麻黄、知母，功能是祛风除湿、通阳散寒、佐以清热。还有乌头汤，出自《金匮要略》，具有温经散寒、除湿宣痹之功，主治寒湿痹阻关节证。乌头汤用乌头配麻黄，以乌头温经通络、散寒止痛，麻黄辛温解表、通散郁阳。芍药甘草汤缓急止痛，黄芪益气固卫，助麻黄、乌头温经止痛，制麻黄过散之性。白蜜甘缓，解乌头之毒。诸药相伍，使寒湿去而阳气宣通，关节痛止而屈伸自如。还有痿证，如《古今录验》续命汤，主治"中风痱，身体不能自收持，口不能言，冒昧不知痛处，或拘急不得转侧"，方中有麻黄汤，有半个八珍汤——人参、甘草、当归、川芎，还有干姜、石膏。续命汤类方有十多首，我们要好好重视。续命汤在临床上使用机会不少，是很好的经方。

（二）表里同病

麻黄类方治疗表里同病——既有表证又有里证，例如用大青龙汤治疗表寒里热证，用小青龙汤治疗外寒内饮证，还有用麻黄连轺赤小豆汤治疗黄疸，只要临床辨证属表郁里湿型，不是黄疸也有使用麻黄连轺赤小豆汤的机会。我认为，《伤寒论》里说的"伤寒，瘀热在里，身必黄"，"瘀热"理解为余热好一些，意为阳气和津液郁滞。这个"里"是相对于表来说的，要灵活运用，可以理解为余热在肌、余热在肺、余热在脾、余热在肾、余热在肝等。

（三）里证

麻黄类方治疗里证，或者说偏里证，例如用葛根汤下利。《伤寒论》第32条："太阳与阳明合病者，必自下利，葛根汤主之。"太阳表邪未解，内陷手阳明大肠，造成下利，属太阳阳明合病，这个时候可用葛根汤。还有麻黄升麻汤证，既有上焦肺热，咽喉不利，咽痛，唾脓血，又有阳气郁遏不伸的四肢厥冷，还有太阴脾寒的下利。又如治疗阴疽的阳和汤，此证患者气血不足，方中用熟地、鹿角胶、干姜、肉桂温阳气、益精血，还用了麻黄、白芥子、甘草，麻黄起破癥瘕积聚的作用。还有麻黄附子细辛汤，相当于经方中的"伟哥"，温阳通脉，可促进海绵体充血，对于阳虚型阳痿患者，可以考虑使用。

以上是麻黄类方的治疗层次，分表证、表里同病、里证。这些分类不一定全面，可能还有别的层次。

九、麻黄类方的用药层次

下面以大、小青龙汤为例分析麻黄类方的用药层次。大、小青龙汤很常用，也很好用，如果辨证得当，疗效是比较好的。先说小青龙汤，它是取麻、桂两方之意，再加入温肺化饮的药。小青龙汤含有麻黄汤，如麻黄、桂枝、甘草，也有桂枝汤，如桂枝、白芍、甘草，所以说它有麻、桂两方之意。还有什么药？姜、辛、味、夏。姜是干姜，辛是细辛，味是五味子，夏是半夏。我们可以把小青龙汤中除甘草以外的七味药分成三组：第一组在表，麻、桂宣散表寒，把在表的一些寒邪宣发出去，恢复肺的宣发功能。第二组在里，用干姜、细辛、半夏温散在里的寒饮，干姜、细辛、半夏很温燥，容易伤阴血。第三组用药酸敛，白芍、五味子都是酸的，这里的酸敛非常重要，酸能化阴、敛阴，因为麻、桂、姜、辛、夏都是温燥、温散的，耗散阴津，也耗散阳气。白芍、五味子在方中大体有两个方面的作用：一是制约大量耗散阴血的药，因为它们酸敛；二是补充阴血，因为它们能够酸甘化阴，补阴津。简言之，小青龙汤组方特点是散中有敛、燥中有润、攻中有守。

我们再来看大青龙汤。大青龙汤由麻黄汤加越婢汤组成，越婢汤就是麻黄加石膏，再加三味药：甘草、大枣、生姜。此证特点是外寒袭表，里有郁热，郁在里面的阳气化热。这时会出现什么证候呢？《伤寒论》第38条非常重要："发热，恶寒，身疼痛，不汗出而烦躁"，烦躁是里有郁热的表现。大青龙汤的核心用药是麻黄配石膏，麻黄温散寒郁，石膏清透郁热，组方特点是外散寒邪、内清郁热。这是我们常用的一种组方思路，非常实用。

以上是小青龙汤与大青龙汤的组方特点，接下来我们将两方互看。学中医、学经方，一定要懂互看。什么叫互看？就是互相比较，上文与下文要联系来看。经方里有很多对偶，同是表里合病，外寒重的大青龙汤证与内饮重的小青龙汤证是对偶，无汗的麻黄汤证与有汗的桂枝汤证也是对偶。还有很多经方可以对比着看，一对比就能把这些方证的特点突显出来，印象就更深刻。例如小青龙汤证的病机特点是外寒内饮，大青龙汤证的病机特点是表寒里热，两者在外寒方面相似，但是层次有所区别：大青龙汤证的外寒比较重；小青龙汤证的外寒不重，甚至没有外寒。小青龙汤证的内饮是寒饮，大青龙汤证的里热是郁热，所以小青龙汤用干姜、细辛，大青龙汤用石膏，这是它们的特点。两方表药比较相似，但是用量有别，小青龙汤的麻黄用量较少，大青龙汤的麻黄用了六两之多。

从用药层次重点来看，如果小青龙汤证兼有里热，可加入石膏，温清并用。小青龙汤证是外寒内饮，如果微微有化热，加石膏既可清热又可制约姜、麻、桂的燥性。中医泰斗张锡纯用小青龙汤恒加石膏，没有里热也加，这是他的用药特点，我觉得有道理，临床上我也经常这样用。下面我们来讨论：小青龙汤证有热可以加石膏，大青龙汤证如果合并有湿，可否加？《伤寒论》第

38 条和第 39 条都是讲大青龙汤证的。第 38 条说"太阳中风，脉浮紧"，按理说太阳中风脉应是浮缓的，现在脉浮紧，说明表寒较重，兼有"发热，恶寒，身疼痛，不汗出而烦躁"，表有寒、里化热，方用大青龙汤散外寒、清里热。第 39 条说"伤寒，脉浮缓，身不疼，但重，乍有轻时，无少阴证者，大青龙汤发之"，太阳伤寒，脉应浮紧，现在脉浮缓，说明里有湿，血脉里的水分多了，脉由浮紧转为浮缓。"身不疼，但重"，身体比较沉重，也是寒邪束表、营阴郁滞、水湿内停所致。所以说大青龙汤不只是散寒清热，也可以去除体表水湿，用麻黄发汗解表，把表打开，通过发汗的方式把在表的水分通过汗孔排出去。如果水分不在表而在里，能不能加茯苓、白术或苍术？大青龙汤由麻黄汤加越婢汤组成，此证既有表寒，又有里湿，临床上遇到这种情况，我多不用大青龙汤加苓、术，而是用麻黄加术汤、越婢加术汤或麻黄连翘赤小豆汤解表利水。

十、答疑解惑

【问】岭南为湿热之地，大部分时间气温和湿度高，普通人素体腠理多开，我平时临床上对于外感用麻黄汤比较谨慎，多用银翘散，请问赖教授怎么看？另外，在岭南，如果一定要用麻黄的话，剂量是不是要相对小一些？

【答】第一点提到岭南地域问题，还有人的体质问题，以及临床上很少用麻黄汤，而经常用银翘散。我们强调有是证用是方，做到方证相应，在南方有用麻黄汤的机会，在北方也有用银翘散的机会，有什么样的证，就用什么样的方。银翘散是温病方、辛凉平剂，主治风热表证。四诊之后，要先辨明是风热还是风寒，才能正确选方。认为在岭南凡病都因湿热，这是不对的，还是要好好去辨证。据我临床所见，岭南地区的阳虚患者不少，可能与过用空调、嗜冷饮等有关。建议大家临证时好好观察，不要先入为主。中医学的两大特点，一是整体观念，二是辨证论治。所谓辨证论治就是个体化，方随法出，法随证立，证是核心，有什么样的证，就用什么样的方，这是最重要的。学习了麻黄汤，掌握了麻黄汤证以后，我们临证要多思考，会有使用麻黄类方的机会。

第二点说到剂量。王清任曾说"药味重要，剂量更重要"，也就是我们常说的"中医不传之秘在于量"。中药用量很难统一，主要根据病情需要。张仲景用麻黄的方子共31首，最少用"小豆大"、约1.5克，最多用六两，关键要看什么病证，证轻量少、证重量大。此外要注重药物搭配，同样用麻黄三两，如麻黄配甘草，甘草性缓急，可以减缓麻黄的作用，而麻黄配石膏、麻黄配苍术，则有制约麻黄发汗解表的作用，使它不往发汗这个方向走，表现为平喘、利水，所以说不同的搭配可影响麻黄用量。

【问】请问要如何学背经方的方歌？如何练脉诊？您刚刚提到脉微细，这种情况要怎么把脉，并与脉学知识结合起来？您还说细辛用量不过钱，平时您是怎么用细辛的？

【答】第一点是关于怎么学背方歌。首先要认真学习原文，深刻理解，等真正理解后方剂就好记了。我觉得背别人的方歌容易忘，要背的话，最好自己编。要理解方证的病机和治疗思路，例如麻黄汤四味药、桂枝汤五味药就很好记。麻黄汤，麻、桂相须为用，加强发汗解表之功；桂、甘辛甘化阳，防止过汗损伤心阳。麻黄配杏仁，一个宣发、一个肃降；麻黄配甘草，一个走散、一个甘缓，用甘草制约麻黄过汗。桂枝汤，桂枝配甘草辛甘化阳，芍药配甘草酸甘化阴，大枣助酸甘、走营气，生姜助辛甘、走卫气，大枣助芍药、甘草入营气。你这样记的话就不易忘记，也能很好理解。找到这个思路之后，加减调整药物就很方便，不用死记硬背。

第二点是说脉诊怎么学。脉诊是公认难学的，说实话我对脉诊的认识也比较浅薄。我觉得学脉诊首先要了解几种纲领脉，如浮沉、虚实、迟数、大小。总体来说，浮沉辨脉位，辨阳气在表还是在里。通过脉有力还是无力，辨阳气足不足。脉有力为实、无力为虚。通过脉体大小，辨阴血足不足。脉大为水多，水湿痰饮；脉细为血少，营血不足。脉浮为阳气出表，主表证。浮而有力为表实证，浮而无力为表虚证。浮而迟为表寒证，浮而数为表热证。脉沉为阳气内收，主里证。沉而无力为里虚证，沉而有力为里实证。沉而迟为里寒证，沉而数为里热证。要学脉诊的话，建议向国医大师李士懋学习，他的脉诊水平非常高。

第三点是关于细辛不过钱。细辛不过钱一般是针对丸散剂，因为细辛有一定的毒性，把它打成粉，做成丸剂、散剂，一般不过钱，就是不过3克。汤剂则不在此列，我最多用过10克煎煮，多数是用5~6克。用细辛要搭配什么药物？例如小青龙加石膏汤，方中有干姜、细辛、麻黄、桂枝。桂枝燥性比较强，此方除了用芍药、五味子酸敛护津之外，还加了石膏，就是用来制约桂枝的温散。刘渡舟先生曾分享过一个案例：他用小青龙汤治疗患者，服药几剂后效果很好，可患者嫌麻烦不复诊了，自己到药店按原方抓药，一连服了多剂，后来出现流鼻血。这是因为小青龙汤很温燥，不能长时间服用，收效后可用苓桂剂或张锡纯的从龙汤收尾。用药不是剂量越大越好，也不是剂量越大就说明这个医生水平越高、经验越多。其实很多水平高、经验多的医生开方时药味不多，量也不大，用小剂量就能把病治好，那才叫高明。

【问】煎煮麻黄的时候是否需要去沫？张仲景是去沫的。

【答】煮麻黄要去上沫，是《伤寒论》里反复强调的，几乎所有含麻黄的方都要先煮麻黄，再把漂浮在上面的泡沫去掉。为什么要去掉上沫？历代医家各有说法。例如，陶弘景说"上沫令人烦"，使人心烦，所以要去沫。张锡纯也认为要把沫去掉。郝万山则说，新麻黄（新采的麻黄）晒干后上市即用，比较辛温燥烈，服用之后容易令人心烦，药性比较猛。如果把沫去掉，药性就比较平和。陈麻黄药性比较和缓。有些中药是以陈旧为上品的，例如麻黄，就不能用新鲜的，要用老一些、放久一些的，橘皮久放叫陈皮，半夏也要久放。二陈汤的"二陈"就是指陈皮和半夏。这几味药放得久一些，效果就好一些，副作用轻一些。现在市面上的麻黄品种新旧不一，大家在煮含麻黄的药时要留意沫多不多，沫多的把沫去掉。

（罗齐平整理　赖海标审校）

第二讲

五苓散的临床应用

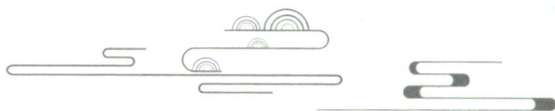

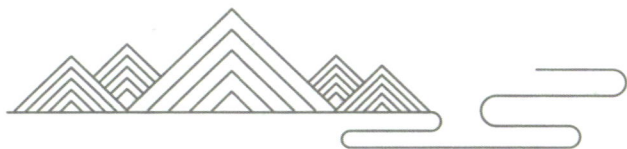

一、引言

（一）中医的水液代谢

《素问·经脉别论》："饮入于胃，游溢精气，上输于脾。脾气散精，上归于肺。通调水道，下输膀胱。水精四布，五经并行，合于四时五脏阴阳，揆度以为常也。"

此处的"饮"，可理解为水谷，不仅指液体食物，还包括固体食物。食物进入胃，通过胃的受纳和腐熟作用，"游溢精气，上输于脾"，食物中的水谷精微，即精华部分，上输到脾。"脾气散精"的"散"是布散、输送，"精"是水谷精微，通过脾气的布散，上归于肺。"通调水道，下输膀胱"是指肺能通畅调节水液代谢的通道，通过宣发、肃降将水谷精微布散到全身。"五经并行"是与五脏的经气一同运行而滋养四肢百骸。"合于四时五脏阴阳，揆度以为常也"，水液的运行合乎四季、五脏的规律，就表明它是正常无邪的。

主水在肾，调水在肺，运水在脾
相关：心阳的镇摄，肝脏的疏泄，三焦的通畅

水液代谢与肾、肺、脾有关。主水在肾，调水在肺，运水在脾。对水液代谢来说，肾占主导。肾主水，内含命门之火，故为水火之宅。肾阳是命火，是元阳。肾水是元阴，是生命组成的基本物质。肺调水，调节、治理水液代谢。肺为华盖，位置最高，上焦如雾，通过肺布散津液。运水在脾，脾主运化，运化水湿。

心是君主之官，属火，为阳中之太阳，水液运行与心阳相关。肝体阴而用阳，主疏泄，与气、血、水都有关系。三焦是水火之道，是气、血、水、火运行的通道，可见水液代谢与心、肝、三焦传变有关。

肾脏：为水脏
膀胱：为水府
三焦：为水道

膀胱与肾是表里关系，是表与腑。膀胱气化功能在水液代谢上的作用，实际上是肾阳气化，包括尿的生成与排泄等。

《素问·灵兰秘典论》："三焦者，决渎之官，水道出焉。膀胱者，州都之官，津液藏焉，气化则能出矣。"

"州都之官"中的"州"通"洲"。"津液藏焉，气化则能出矣"，膀胱所藏的是津液。膀胱中的津液，在肾阳的温煦及蒸腾作用下，轻清部分化气生津，浊废部分变成尿液排出体外。膀胱与肾是一体的，膀胱所藏的津液并非都是废水。"三焦者，决渎之官，水道出焉"，三焦是通道，邪气弥漫三焦，三焦不利，导致水液代谢障碍。

膀胱的津液从何而来？

通过肺的宣发、肃降，经三焦汇集膀胱。

通过小肠的泌别清浊，经三焦渗入膀胱。

津液通过肺的宣发、肃降，经三焦汇集膀胱。肺为华盖，脾上输给肺的水谷精微营养物质输送到全身各处，外达皮毛腠理，内达五脏六腑，最后到达膀胱。

小肠是受盛之官，通过小肠的泌别清浊，清者重吸收，水谷精微通过三焦渗入膀胱，糟粕则传导到大肠，排出体外。

（二）膀胱的生理功能

化气、升清

贮尿、排尿

1. 膀胱的化气、升清功能

《灵枢·营卫生会》："人受气于谷，谷入于胃，以传与肺，五脏六腑，皆以受气，其清者为营，浊者为卫，营在脉中，卫在脉外，营周不休，五十而复大会……黄帝曰：愿闻营卫之所行，皆何道从来？岐伯答曰：营出于中焦，卫出于下焦。"

卫出于下焦，为卫气根源于下焦；卫出于中焦，为卫气补充于中焦；卫出于上焦，为卫气布散于上焦。

清代张志聪："太阳之气，生于膀胱，而主于肌表。"

气行津，津载气，上行外达，运行于肌表。

"人受气于谷"，脾胃受谷气，化为水谷精微。无论是五脏六腑或肌表皮毛，都受到肺布散的水谷精微充养。水谷精气中清而有滋养作用的是营气，浑浊而强悍的是卫气；营气循环运行的部位是经脉以内，卫气循环运行的部位是经脉以外。卫出于下焦，属于肾，肾是水火之宅。卫气充于体表肌肤，具有防御、温煦及调节汗孔的作用。如桂枝汤证，属营卫不和，卫强营弱，桂枝汤可调和营卫、益卫养营。

2. 膀胱的贮尿、排尿功能

膀胱的贮尿、排尿功能，依赖于肾气与膀胱之气的升降协调。肾气主上升，膀胱之气主通降。肾之气升，激发津液的升清；膀胱之气降，推动尿液的排出。

若肾气和膀胱之气的气化和固摄功能失常，膀胱开合失司，既可出现小便困难或癃闭，也可出现尿频、遗尿或尿失禁等，故《素问·宣明五气》说："膀胱不利为癃，不约为遗溺。"

小结：

膀胱的功能之一是化气、升清，膀胱所藏津液在肾阳的温煦和蒸腾作用下，将水谷的精微部分化气上到肺，再由肺宣发、肃降。功能之二是储存和排泄尿液。有赖于肾与膀胱之气化作用，两者相互协调，肾主升，膀胱主降。

二、五苓散条文解析

《伤寒论》第71条："太阳病，发汗后，大汗出，胃中干，烦躁不得眠，欲得饮水者，少少与饮之，令胃气和则愈；若脉浮，小便不利，微热消渴者，五苓散主之。"

太阳病发汗太过，大汗淋漓，导致津液不足，出现烦躁不得眠，应少量多次饮水，使得胃气平和。如出现脉浮、小便不利、微热消渴等症，则用五苓散治疗。太阳病发汗不得法，或合并里饮，脉浮，说明有表证。小便不利，指排尿不顺畅。微热可以指微微发热、低热，也可看作微有热证。消渴，指饮水后仍不解渴。简言之，五苓散证三大类证候是：上有口渴，下有小便不利，外有表证。

《伤寒论》第72条："发汗已，脉浮数，烦渴者，五苓散主之。"

第72条是在第71条的基础上重新论述，第72条中说的是发汗后，脉浮数，既心烦又口渴。第71条"消渴"，第72条"烦渴"，可体会其中的差别。

《伤寒论》第73条："伤寒，汗出而渴者，五苓散主之；不渴者，茯苓甘草汤主之。"

第73条是鉴别五苓散证和茯苓甘草汤证。"伤寒，汗出而渴"，对于汗出，并未阐释是自汗出，还是发汗之后再汗出。若伴有口渴，则用五苓散。如果不渴，用茯苓甘草汤，即苓桂姜甘汤，其中生姜和胃、降逆、利水。茯苓甘草汤证病位在中焦，五苓散证病位在下焦。茯苓甘草汤证水饮停滞于中焦胃腑，故不渴。

《伤寒论》第74条："中风，发热六七日不解而烦，有表里证，渴欲饮水，水入则吐者，名曰水逆，五苓散主之。"

太阳中风六七日，发热表证不解，又出现心烦的里证，故称"有表里证"。肾为胃之关，水饮停于下焦，中焦胃气不降，故虽渴欲饮，但水入则吐，此为水逆，治用五苓散。五苓散证的病机是膀胱气化失司，气不化津，津不上承。

《伤寒论》第141条："病在阳，应以汗解之；反以冷水噀之，若灌之，其热被劫不得去，弥更益烦，肉上粟起，意欲饮水，反不渴者，服文蛤散；若不瘥者，与五苓散。"

病在太阳应该用发汗解表的方法来治疗，现反用"冷水噀之"，即口含冷水喷洒患者，使其降温，可能导致寒郁肌表，闭门留寇。病情没有得到缓解，反而更加烦躁、肉上粟起，治用文蛤散。文蛤既养阴又清热。病情若不能改善，则用五苓散。

《伤寒论》第156条："本以下之，故心下痞；与泻心汤，痞不解。其人渴而口燥烦，小便不利者，五苓散主之。"

原本是表证，邪在表本应解表，却误用了下法，表邪内陷，出现心下痞，用泻心汤后，非但痞满不解，还出现口渴、烦躁、小便不利等症，治用五苓散。

《伤寒论》第244条："太阳病，寸缓、关浮、尺弱，其人发热汗出，复恶寒，不呕，但心下痞者，此以医下之也。如其不下者，病人不恶寒而渴者，此转属阳明也。小便数者，大便必硬，不更衣十日，无所苦也。渴欲饮水，少少与之，但以法救之。渴者，宜五苓散。"

太阳病，初有发热、汗出，随之恶寒，误用下法，表邪内陷，疾病向里传变。不呕排除少阳，因少阳喜呕。无恶寒，只是口渴，提示病在阳明。小便频数、量多，大便干，无明显不适，只是欲饮水，可少少与之，适用五苓散。

《伤寒论》第386条："霍乱，头痛，发热，身疼痛，热多欲饮水者，五苓散主之。"

中西医的霍乱概念不同。西医的霍乱是指由霍乱弧菌引起的烈性传染病。中医的霍乱是指激烈的上吐下泻，伴随症状包括头痛、身疼痛、发热，热证明显，渴欲饮水，可用五苓散治疗。

《金匮要略·痰饮咳嗽病脉证并治》："假令瘦人脐下有悸，吐涎沫而癫眩，此水也，五苓散主之。"

"瘦人脐下有悸"是由于水气上冲、吐涎沫，可理解为水气上泛清窍，甚至导致癫痫。台湾名医张步桃曾用五苓散治疗脑水肿，效果理想。

三、五苓散组成

【方药组成】猪苓十八铢、泽泻一两六铢、白术十八铢、茯苓十八铢、桂枝半两。

【服法】上捣为散，以白饮和服方寸匕，日三服，多饮暖水。

五苓散共五味药——猪苓、泽泻、白术、茯苓、桂枝，用量比例为3：5：3：3：2，上捣为散，以白饮和服。对于白饮，各方说法不同，有专家认为是热米汤，也有专家认为是热开水。经考证，一方寸匕五苓散约为6克。一天服药三次，多饮暖水，不可饮冷水。服中药及饮暖水后，患者周身发热、微微出汗，汗出而愈。

四、五苓散方解

茯苓甘淡，利小便以利水气，是利水除湿之要药。

猪苓甘淡，功同茯苓，主利水道，且淡渗利水之力较茯苓更捷。

泽泻甘淡寒，利水渗湿泄热，最喜泄水道，专能通行小便，化决渎之气，透达三焦蓄热停水，为利水第一佳品。

茯苓、猪苓、泽泻，三药淡渗利水以利小便。

白术甘温，培土燥湿，将血管外的水分吸收到血管内来，助脾气转输，使水津能四布。

桂枝辛温，通阳化气以行水，又能外散表邪。

五药相合，改善气化，通利水道，使小便畅利。

五味药中，茯苓、猪苓性属甘淡，利水祛湿；泽泻甘淡寒，利水渗湿泄热；白术甘温，健脾燥湿；桂枝辛温，通阳化气以行水。若要强化药物通阳之力，则加大桂枝用量。桂枝与肉桂不一样，肉桂温阳，桂枝通阳。

五、五苓散证候

脉浮、发热：太阳经表邪不解所致。

口渴或渴不欲饮：津不上承所致。

心下痞：下焦停水过多，湿困中焦所致。

呕吐："渴欲饮水，水入则吐"，即水逆，是水停下焦，胃气不降，胃气反逆所致。

小便不利：气不化水，膀胱气化失司所致。

若脉浮、发热、头项强痛，提示存在表证，太阳表邪不解。口渴、渴不欲饮，或水入即吐，口干，或消渴、烦渴，提示气不化水，津不上承，并非热盛伤津，非阳明证。心下痞，为湿困中焦所致。经脉不利，三焦不通，则小便不利。

六、五苓散功用

通阳、化气、利水

五苓散原用于治疗太阳表邪未解，内传太阳之腑所形成的太阳蓄水证，可广泛用于治疗津停成饮证。

五苓散能通阳、化气、利水，治疗太阳表邪未解，邪气循经入腑导致的膀胱开合失衡。

五苓散可治疗合并表证的水饮证，也可治疗里饮证。

七、五苓散证体质特点

五苓散证体质的人一般舌淡或淡暗紫，舌体多胖，常有齿痕。舌淡是使用桂枝、肉桂的一个重要指征，舌淡暗紫尤其适用桂枝，称之为"桂枝舌"；舌胖、有齿痕是使用白术、茯苓的重要指征，尤其适用茯苓，称之为"茯苓舌"。

五苓散证体质的人大多会出现代谢、内分泌方面的疾病。代谢障碍，如水液代谢障碍、脂类代谢障碍，出现高脂血症；嘌呤代谢障碍，出现痛风、高血尿酸症；内分泌异常，如肾上腺皮质瘤、垂体瘤、肥胖症。

五苓散证体质是"水毒型体质"，体腔内有水，尤其是在胃肠道。五苓散证表现的水和黄芪证表现的水不同。黄芪证体质容易自汗、浮肿，水在肌表。岳美中先生曾说，黄芪治肌表之水。

黄煌教授的体质学说认为，舌淡紫或淡暗，舌体较胖、有齿痕，舌腻、苔白或白中有浮黄，表面浮浮的，叫"桂枝舌"，是使用桂枝、肉桂的重要指征；舌体胖，伴齿痕，叫"茯苓舌"，是使用茯苓、白术的重要指征，尤其是茯苓。他还总结了五苓散证体质多出现的代谢、内分泌疾病，包括水液代谢障碍、脂类代谢障碍、高脂血症以及以水为主的肥胖症。

五苓散证与防己黄芪汤证的鉴别：

五苓散证水在里，防己黄芪汤证水在外。五苓散治疗胃肠道的症状，如呕吐、吐水、水泻；防己黄芪汤治疗下肢浮肿、下肢关节疼痛、行走困难。两方有内外之别。

八、五苓散证之水液代谢障碍

膀胱气化失司：水积于膀胱
下面"积水"：尿频、便溏
上面"缺水"：口渴、眼干、干燥综合征
水饮上犯：脑积水、心悸、咳喘、心下悸等
五苓散作用：利废水，生新水

膀胱气化失司，表现为水积于膀胱、津不上承、水饮上犯。正如《金匮要略·痰饮咳嗽病脉证并治》所言："假令瘦人脐下有悸，吐涎沫而癫眩，此水也，五苓散主之"，此证为水饮上犯，头重昏蒙不清。若水邪犯肺，则咳喘；若水气凌心，则心悸胸闷。五苓散可利废水、生新水，驱除病理之水饮，再生生理之津液。

九、五苓散与其他调水剂的比较

猪苓汤：清热利水

五苓散：化气利水

真武汤：温阳利水

阳明病"起手三法"：热在上焦，用栀子豉汤；热在中焦，用白虎汤；热在下焦，用猪苓汤。五苓散化气利水，是水液代谢证治的基础方。若水热互结于膀胱，病性偏热，则用猪苓汤。若阳虚水泛，肾阳无力温煦，发为寒水，则用真武汤。猪苓汤和真武汤均围绕五苓散加减得来。五苓散去猪苓、泽泻，加附子、生姜，则偏温，可治疗阳虚水泛。五苓散去白术、桂枝，加滑石、阿胶，可治疗水热互结于膀胱。

小青龙汤：治外邪内饮（偏于上焦）

茯苓甘草汤：治外邪内饮（偏于中焦）

五苓散：治外邪内饮（偏于下焦）

小青龙汤证病位偏上焦，外邪内饮，外有寒邪，肺有寒饮；茯苓甘草汤证病位偏中焦；五苓散证病位偏下焦。三者的特点都是饮，外邪内饮。

苓桂术甘汤：健脾温阳利水，以治水气凌心之胸满心悸。

五苓散：化气利水解表，以治外邪内饮之水热互结。

苓桂术甘汤健脾温阳利水，治疗脾阳虚、脾虚水泛证。苓桂术甘汤证和五苓散证，病位分别在中焦和下焦。两者组成相似，有三味药相同：茯苓、白术、桂枝。

桂枝去桂加茯苓白术汤：此证太阳之水不能下行，故方去桂枝加苓、术，以利太阳之水，水下行则气自达，表证自解。

五苓散：此证太阳之气不能外达，故方用桂枝，外宣太阳之气，气达则水自下行，小便通利。

桂枝去桂加茯苓白术汤证，太阳之水不能下行导致太阳之气不能外达。五苓散证与其相反，太阳之气不能外达导致太阳之水不能下行。

当归芍药散：健脾养血利水

外台茯苓饮：健脾行气利水

五苓散：通阳化气利水

当归芍药散治疗血虚水盛，方中当归、川芎、芍药养血活血，茯苓、白术、泽泻健脾利水。

外台茯苓饮治疗胃虚饮停，橘皮、枳实、生姜行气利水，人参、茯苓、白术健脾利水。

五苓散调水，小柴胡汤、四逆散调气，芎归胶艾汤调血，温经汤调经。

五皮饮：行气利水

五苓散：化气利水

《证治准绳》等中的五皮饮方药组成有陈皮、生姜皮、桑白皮、大腹皮、茯苓皮。《太平惠民和剂局方》等中有一条同名方，去陈皮、桑白皮，加五加皮、地骨皮。

五皮饮行气利水，五苓散化气利水。五皮饮证不虚，五苓散证偏虚。

越婢加术汤：解表清热利水，以解外邪内饮化热之证。

麻黄加术汤：解表散寒利水，以解外邪内饮之证。

五苓散：解表化气利水，以解外邪循经入腑之水热互结证。

十、五苓散加减方

本方去桂，名四苓散。

本方加辰砂，名辰砂五苓散，并治小便不利。

本方加苍术，名苍桂五苓散，治寒湿。

本方加茵陈，名茵陈五苓散，治湿热发黄、便秘烦渴。

本方加羌活，名元戎五苓散，治中焦积热。

本方加石膏、滑石、寒水石，名桂苓甘露饮，以清六腑之热。

本方单用泽泻、白术，名泽泻汤，治心下支饮、常苦眩冒。

本方加川楝子，治水疝。

本方合益元散，治诸湿淋沥。再加琥珀，名茯苓琥珀汤，治小便数。

本方合平胃散，名胃苓汤，治中暑伤湿、停饮夹食、腹痛泄泻等。

本方合小柴胡汤，名柴苓汤，治发热、泄泻、口渴，疟疾热多寒少，口燥心烦。

十一、五苓散加减应用

（一）五苓散加宣肺药

"提壶揭盖"法：
五苓散加桔梗、杏仁
五苓散加防风、苏叶
五苓散加麻黄
五苓散加生姜

肺为水之上源，主宣发、肃降、通调水道。若少汗或无汗，或有鼻炎史，有表证、肺系疾病等，临床上可加桔梗、杏仁。桔梗、杏仁宣肺，一升一降。加防风、苏叶，散表、开表、宣肺。针对肌肤腠理紧致、不易出汗的患者，加麻黄可增解表发汗之力，但不能过量，因病在下焦。还可加生姜，一是和胃止呕降逆，二是解表散邪。

（二）五苓散加益肺药

春泽汤：
五苓散加人参（《世医得效方》）
五苓散加人参、麦冬、柴胡（《奇效良方》）

古籍记载的春泽汤有两条方，一条是五苓散加人参，另一条是五苓散加人参、麦冬、柴胡。临床上使用时务必认真辨证，方随法出，法随证立。风寒闭表、肺气郁闭，宜使用宣肺药物，如桔梗、杏仁、苏叶、生姜等，关键在于"提壶揭盖"。若肺气无力宣发，应加人参、党参、黄芪等，以补益肺气。

（三）五苓散加补肾固涩药

五苓散加金樱子、芡实

五苓散加桑螵蛸

五苓散加盐杜仲、菟丝子

五苓散加煅龙骨、煅牡蛎

金樱子生长在陆地，芡实生长在水中，故称"水陆二仙"，可补肾涩精，固摄小便。加桑螵蛸、盐杜仲、菟丝子可补肾固摄。加煅龙骨、煅牡蛎可收敛止汗，治疗盗汗等。

（四）五苓散加行气药

五苓散加桔梗、枳壳

五苓散加四逆散

如果合并会阴、腹股沟或少腹、小腹胀闷、疼痛不适，可加四逆散等行气止痛药物。临床上可通过问诊了解是否合并肝郁气滞、气郁化火等证。

（五）五苓散加开窍药

五苓散加石菖蒲、远志

石菖蒲和远志有化浊、化痰、开窍、宁心、安神的作用，两药合方称为远志汤。心为君主之官，水饮、痰饮蒙蔽心窍，则心无法统领，故使用开窍药物。

（六）五苓散加固表药

五苓散加玉屏风散

若合并恶风、恶寒等症，可加玉屏风散，即黄芪、白术、防风。与"提壶揭盖"法相反，过汗合并小便不利可加玉屏风散。

（七）五苓散加活血药

小便不利，下焦、膀胱附近有瘀血、水肿，可加香附、川芎。香附为气中之血药，川芎为血中之气药，必要时可赤芍、白芍同用。川牛膝能活血化瘀、引药引水下行，怀牛膝还可补益肝肾。

十二、经典医案

赖海标医案：治前列腺炎

男，50 岁。

刻症： 反复尿频，夜尿多，尿道不适，入睡难，多梦，口干，大便稍溏。舌淡，脉弦。有鼻炎史，性格急躁。

治法： 五苓散＋宣肺＋活血＋理气＋安神。

处方： 猪苓 10 克，云苓 10 克，泽泻 10 克，白术 10 克，桂枝 10 克，牛膝 15 克，桔梗 5 克，郁金 15 克，合欢皮 15 克，酸枣仁 20 克。7 剂，水煎，日二服。

结果： 服 7 剂后诸症明显减轻，再服 7 剂以善后。

冯世纶医案一：治夜里阳强易举

男，65 岁。

2011 年 9 月 23 日初诊：

刻症： 夜里阳强易举 10 多年，每夜最多阳强 13 次，需要小便或很长时间才能恢复常态，苦不堪言。夜尿 3 次，口偶干，偶腰酸，大便日行 1～2 次，汗出不多，纳可。舌暗，苔白略腻，脉弦细。

辨六经为太阳阳明太阴合病，辨方证为五苓散加知母汤证。

处方： 桂枝 10 克，茯苓 12 克，泽泻 10 克，猪苓 10 克，苍术 10 克，知母 15 克。7 剂，水煎，日二服。

2011 年 9 月 30 日二诊：

刻症：阳强从每夜 13 次减少到 1～2 次，夜里口干，大便日行 2～3 次，成型，早晨腰酸，服药前阳强在小便后方能缓解，现醒后即可缓解，无阳强时不起夜。苔白略腻，脉弦细。

处方：上方加生山药 10 克。7 剂，水煎，日二服。

冯世纶医案二：治阳痿、遗精

男，29 岁。

2011 年 9 月 22 日初诊：

刻症：阳痿，平均每三天遗精一次，偶尔腰痛，口略干，口渴、饮而不解，憋尿时、大便后会阴处疼痛，尿略频，尿不尽。舌淡，苔白腻，脉弦细。

辨六经为太阳阳明太阴合病，辨方证为五苓散加生龙牡汤证。

处方：桂枝 10 克，茯苓 12 克，猪苓 10 克，苍术 10 克，泽泻 10 克，生龙牡各 15 克（同煎）。7 剂，水煎，日二服。

2011 年 9 月 29 日二诊：

刻症：阳痿明显改善，遗精已，口微干，口渴减，喝水减少，腰略痛，憋尿时、大便后会阴处疼痛减轻。舌淡，苔薄白，脉弦细。

处方：上方合赤小豆当归散。7 剂，水煎，日二服。

（陈星谕整理　赖海标审校）

第三讲

白虎汤及其类方的临床应用

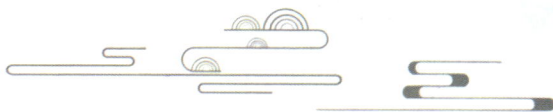

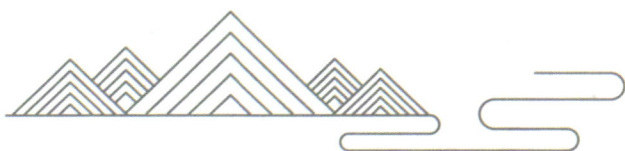

一、引言

白虎汤的组成非常简单，只有四味药：石膏、知母、甘草、粳米。白虎汤是阳明病证治中一条非常重要的方。阳明病有两大分支，一是阳明热证，二是阳明实证。当然，阳明病还有结胸、下利、发黄、阳明寒证等，在此不作讨论。阳明热证治疗可用白虎汤，阳明实证治疗可用三承气汤。

（一）白虎汤的历史地位

白虎汤在阳明病证治中有着非常重要的地位，它是伤寒与温病两派都非常重视的一条方。吴鞠通的《温病条辨》、叶天士的《温热论》，都很重视白虎汤。

（二）白虎汤及其类方治脑炎

白虎汤在新中国成立之后曾经立下汗马功劳。例如，1957 年，石家庄名医郭可明在北京运用白虎汤和人参白虎汤随证加减治疗流行性乙型脑炎，取得良好效果。白虎加人参汤，又叫人参白虎汤。乙型脑炎这个病，现在的年轻人可能不太了解，在当年可是很严重的。但 1958 年再用白虎汤治疗乙型脑炎，效果就不如 1957 年好。有患者服用白虎汤后仍身热缠绵不退、苔白腻，遂请来北京名医蒲辅周会诊。蒲辅周指出，1958 年北京地区多雨多湿，应该在白虎汤的基础上加入苍术。白虎加苍术汤治疗效果果然很好。中医讲究三因辨证——因地制宜、因时制宜、因人制宜。在不同的年份、不同的气候条件下，辨证用方是不一样的。以阳明病为例，如果出现筋脉肌骨疼痛这一类症状，就可以考虑把桂枝放进去，即白虎加桂枝汤，因为桂枝是解肌、解表、通阳的，这就是中医辨证用药的思路。白虎汤是治疗温疟的，也可以治疗郁热。我们现在讲的阳明热证，如果在多湿的天气下发病，用方要相应加减。中医药治疗传染病效果确实不错，例如非典和新冠。

二、白虎汤及其类方概述

白虎汤、白虎加人参汤、白虎加桂枝汤、白虎加苍术汤、竹叶石膏汤、玉女煎、化斑汤

白虎汤及其类方大概有 7 条，没有桂枝汤类方、麻黄汤类方系列那么多，但是这几条方都非常重要。白虎汤、白虎加人参汤、白虎加桂枝汤、竹叶石膏汤，这些是经方，也就是《伤寒论》《金匮要略》里的方。可以说，后世的方都是在经方的基础上加减而得的。本来不能算是经方的系列类方，如白虎加苍术汤，还有玉女煎和化斑汤，我也把它们放进来了，对照着来学习，以加深理解。

白虎加苍术汤是谁首先运用的呢？是宋代医家朱肱，他写有《伤寒类证活人书》，这部书很有名。玉女煎又是谁首先运用的呢？它是张景岳的方，首见于《景岳全书》，专治少阴不足、阳明有余的胃热阴虚证。玉女煎也是非常简单，只有五味药。化斑汤是吴鞠通首先运用的，在白虎汤的基础上加了犀角、玄参，共有六味药，也比较简单。后世很多医家还在白虎汤的基础上做了很多加减，起了很多新名字。为什么白虎加苍术汤在一千多年后还能被我们记住？还有玉女煎与化斑汤，为什么也能在临床运用至今呢？就是因为它们与白虎汤都有相同的根底，有很好的辨证加减用药思路。例如白虎加苍术汤，苍术擅长健脾燥湿，一加进去就可治阳明太阴合病了。这就是经方与时方的关系，时方就是在经方的原方基础上加减，有经方的根底，但是没有脱离经方的组方规律。为什么呢？因为一个是源，一个是流，就像无论长江、黄河有多少支流，都是从三江源流下来的，就是这个道理。所以说我们要重视经方、研究经方，弄懂经方之后，就很容易记住其加减法，也很容易理解。你甚至可以自行加减，也可以自己命名，只要用之有效，并且能够被拓展和复制，这条方就是有生命力的。

三、白虎汤

白虎汤是治疗阳明热证的主方。

阳明热证，是指阳明里热炽盛，但尚未敛结成腑实，热在阳明气分而弥漫全身，充斥内外，表现为表里俱热的一种证候。

（一）阳明热证与阳明腑实证的比较

热证是无形之里热

腑实证是有形之里实

如果把阳明腑实对应阳明热证，那么阳明热证也可以看作气分证。按照温病的卫、气、营、血来分，在这四个阶段，病由表入里，由轻到重，阳明热证就相当于温病的气分证。叶天士言："温邪上受，首先犯肺，逆传心包。"温邪上受，即温邪多从口鼻而入，与寒邪从皮毛而入不一样。温邪侵犯人体以后，首先犯肺，邪热壅肺，肺失宣降。如果温邪太盛，可逆传心包，导致神昏谵语等精神症状。如果顺传的话，则传到阳明胃经。因此可以说，叶天士说的"气分"就相当于伤寒的"阳明"。阳明热证与温病气分证的证候表现和病机特点是相似的。

现在我们来比较一下阳明热证和阳明腑实证。阳明热证，阳明里热炽盛，但尚未敛结成腑实，就是邪热还没有与肠道里的糟粕结合在一起，是无形之热，热在阳明，弥漫全身。什么是弥漫呢？弥漫就是上下内外全都有，表里俱热，不是一个部位热，热邪充斥内外。那阳明热证与阳明腑实证有什么异同呢？同是两者都有热；异是阳明腑实证是有形之里实，阳明热证是无形之里热，即一个是有形的，一个是无形的。有形的就是胃家里的有形之物。什么是胃家？"阳明之为病，胃家实是也。"胃家不仅仅指胃，还包括大小肠。《伤寒论》第215条说："阳明病，谵语，有潮热，反不能食者，胃中必有燥屎五六枚也。若能食者，但硬耳，宜大承气汤下之。"有些人批评张仲景不懂解剖，其实是不了解中国古汉语。这个"胃"是指"胃家"，不是单指西医所说的

"胃"。文中的"燥屎"在哪里？在"胃家"，即消化道里。"燥屎五六枚"是表达阳明腑实的程度，不是具体数量。

（二）张仲景《伤寒论》中的白虎汤证

《伤寒论》第 176 条："伤寒，脉浮滑，此以表有热，里有寒，白虎汤主之。"

《伤寒论》第 219 条："三阳合病，腹满身重，难以转侧，口不仁，面垢，谵语，遗尿，发汗则谵语，下之则额上生汗，手足逆冷，若自汗出者，白虎汤主之。"

《伤寒论》第 350 条："伤寒，脉浮而厥者，里有热，白虎汤主之。"

《伤寒论》中有三个条文提到白虎汤，吴鞠通的《温病条辨》里讲白虎汤的条文也有三条。《温病条辨》体例完全是参照《伤寒论》来写的，为避免后人误解，他把各条文写得很清楚，如怎么鉴别病证，为什么要加这味药，为什么要减那味药。《伤寒论》写得没那么清楚，各条文是先列举有什么脉证，然后是用什么方治疗，很少有理论阐述。

我们先看《伤寒论》第 176 条。从第 179 条开始才是阳明病篇，第 176 条还在太阳病篇。"脉浮滑"，主热，这好理解，里热外蒸。"表有热，里有寒"应如何理解？刚才不是说阳明热证是表里俱热吗？后世医家对于"里有寒"这个"寒"字争论很大。至今有 1 800 多年历史的《伤寒论》，历经无数次转抄再版流传下来，有没有错版不好说。胡希恕先生认为这个"寒"字是错简，否则不好理解。有人说，这个字不是"寒"应是"邪"，应该说"表有热，里有邪"。我认为对"表有热，里有寒"的表述，既不要轻易肯定，也不要轻易否定，应该在临证中多观察、多思考，做到重经典而不死于句下。

第 219 条中，"口不仁"是指言语不利，食不知味。"面垢"是指里面有热，邪热熏蒸于上，脸上老是出油，感觉很脏，是阳明热气上熏所致。"谵语"就是说胡话，"遗尿"就是尿床、尿失禁。这些都属于阳明证。"发汗则谵语"，胡希恕先生说"谵语"后应该有个"甚"字。因为前文提及不发汗已谵语，所以此处应为"发汗则谵语甚"，意为谵语更严重。"下之则额上生汗"，"生汗"不仅是出汗，而且是出冷汗。《伤寒论》里很少这么说，在我印象中只有这一条用"生汗"。

《温病条辨》中提出湿温治疗有"三禁"：一是禁汗，也就是不能发汗，因为本来津液就不够了；二是禁下，没有成实之前，不能用下法；三是禁润，不能用养阴滋阴的方法。温病中的温热和阳明热证在治疗上也是禁汗，"发汗则谵语"，未成实之前不能攻下，"下之则额上生汗，手足逆冷"，成实之后方可攻下。阳明热盛伤津，滋阴是可以的，但若湿热相夹，治疗上不宜滋润。"若自汗出者，白虎汤主之"，"自汗出"，为阳明里热外蒸，热随汗出。

这个条文，可参考不同注家的解读。这个三阳合病是相对复杂的。太阳病夹湿，所以身体沉重。阳明病出现了谵语，是热邪引起的，邪入营、血分，导致说胡话。表有实，里有津伤，津液不够，阴亏不能有效地制阳。如果再用汗法、下法，阳气在汗、下之后会亏损得更厉害。"若自汗出者，白虎汤主之"这句话非常重要，如果三阳合病，只有里热，表不开或表不热，是不能用白虎汤的，要表里俱热，表现为自汗出，方可使用。吴鞠通所主张的白虎汤"四禁"，强调有四种情况不能用白虎汤，其中就有"若无汗出者，不能用白虎汤"。三阳合病，里有热，表没有郁闭，这种情况可以用白虎汤。

我们再看《伤寒论》第350条。脉浮不仅仅主表，里证也会出现脉浮，为什么呢？因为里热炽盛，血液沸腾，阳气出表，所以脉是浮的。这种脉浮是合并有洪、有大，轻轻一按就摸到，而且很有力，脉的宽度很大。但是手足是厥冷的，里有热，就是说热郁在里，阳气不能外达，中间有邪气挡住了，这个邪气就是邪热。这种情况也可用白虎汤。

（三）吴鞠通《温病条辨》中的白虎汤证

1. 原文解析

太阴温病，脉浮洪，舌黄，渴甚，大汗，面赤，恶热者，辛凉重剂白虎汤主之。

形似伤寒，但右脉洪大而数，左脉反小于右，口渴甚，面赤，汗大出者，名曰暑温，在手太阴，白虎汤主之。

手太阴暑温，或已发汗，或未发汗，而汗不止，烦渴而喘，脉洪大有力者，白虎汤主之。

我们来看一下《温病条辨》关于白虎汤证的三个条文。第一条"太阴温病"，这个"太阴"是什么？是手太阴肺。《伤寒论》里说的太阴多指足太阴脾，《温病条辨》里说的太阴，包括叶天士说的太阴，往往是指手太阴肺。看《温病条辨》很容易理解，看《伤寒论》就不太好理解，因为《伤寒论》惜字如金，而《温病条辨》是清代的书，到现在才几百年。"脉浮洪，舌黄"，这个"舌黄"就是指舌苔黄。"渴甚，大汗，面赤，恶热者"，"面赤"就是脸红，《伤寒论》第176条、第219条和第350条都没有说到面赤，吴鞠通对白虎汤证的一个重要发展就是补充了面赤这个症状。大渴、大热、大汗、脉洪大这四大证，再加上面赤，丰富了白虎汤证的症状。《温病条辨》中的辛凉三法有三条代表方，一是辛凉轻剂桑菊饮，二是辛凉平剂银翘散，三是辛凉重剂白虎汤。这里的白虎汤与《伤寒论》里的白虎汤是一模一样的。

第二条"形似伤寒"，什么是伤寒呢？发热、恶寒并见，就是伤寒。"但右脉洪大而数，左脉反小于右"，这是什么意思呢？脉诊寸候上焦、关候中焦、尺候下焦。就左右手来讲，左脉主血，右脉主气，左主阴，右主阳。这里是说右脉相对有力一些。"口渴甚，面赤，汗大出者，名曰暑温，在手太阴"，"手太阴"说的就是肺，病位说得很清楚。"暑温"是温病术语，在"风温、暑温、湿温、秋燥"这一系列里。

第三条"手太阴暑温，或已发汗，或未发汗，而汗不止"，"或已发汗，或未发汗"类似于《伤寒论》第3条"太阳病，或已发热，或未发热，必恶寒，体痛，呕逆，脉阴阳俱紧者，名为伤寒"。也就是说，不管患者已发汗，或者未发汗就已经出汗很厉害，都属此证。"烦渴而喘"，既心烦燥热，又口渴多饮，还伴有气喘。

2. 吴鞠通对白虎汤方证的发展

相较于张仲景用白虎汤，吴鞠通用白虎汤有三个方面的延伸，这三个方面是张仲景没有说到，由吴鞠通补充的。

（1）白虎汤证的临床症状。

大渴、大热、大汗、脉洪大

在《伤寒论》第176条、第350条所列症状中，并没有完整的四大证。在哪里能大体看到四大证呢？在白虎加人参汤条文处。论口渴，白虎加人参汤证渴得更厉害。《温病条辨》则明确地列出了四大证——大渴、大热、大汗、脉洪大，除此之外，还明确地加了"面赤"这个很重要的症状来体现白虎汤证的表里俱热。面赤，就是满脸通红，要与三仁汤证的面色相鉴别。关于三仁汤证，《温病条辨·上焦》有"舌白，不渴……面色淡黄"。三仁汤证湿重于热，脸色是偏黄红的，它也有热，但因为是湿温，湿把热盖住了，捂在里面，所以脸色没有白虎汤证那么红。

如果符合白虎汤证四大证，就可以放心去用白虎汤，但是临床上没有多少病例能够同时符合这四大证，辨证时是表里俱热就可以考虑用了。

（2）白虎汤的加减应用。

白虎汤加地黄，用治气血两燔
白虎汤加犀角、玄参，用治发斑
白虎汤加苍术，用治夹湿
白虎汤加草果，用治湿疟

在《伤寒论》里，白虎汤没有多少加减方，只有白虎加桂枝汤、白虎加人参汤，加苍术是朱肱所为，不是张仲景。在《金匮要略》里有竹叶石膏汤，也算是张仲景白虎汤的加减方。那后人加了什么呢？加了地黄。白虎加地黄汤，治疗气血两燔效果非常好。用白虎汤治疗气分证，因邪热已入营分，所以加了生地。生地入血分，既能凉血，又能养阴，还能清热，非常好用。加犀角、玄参为化斑汤，清气凉血，主治气血两燔之发斑。加苍术用治夹湿，这是吴鞠通参考朱肱的。加草果是吴鞠通所创，用治湿疟。有人说草果就是草豆蔻，其实是有区别的。草果和草豆蔻不太一样，两味药都是温中燥湿，但是草果的燥湿功能没草豆蔻厉害。湿疟是什么？湿疟就是热少湿多，主要是湿，全身很沉重，舌苔白腻。草果适合苔厚腻、苔白者，做菜有时也会加点草果进去，特别是夏季制作的一些冷盘。

（3）白虎汤的使用禁忌。

《温病条辨·上焦》："白虎本为达热出表，若其人脉浮弦而细者，不可与也；脉沉者，不可与也；不渴者，不可与也；汗不出者，不可与也。常须识此，勿令误也。"

吴鞠通认为，白虎汤本来是达热出表的，把里热往表外散。如果患者出现脉浮弦而细或较沉，或者汗不出，或者不渴，是不能用白虎汤的。后人把这四种情况总结为白虎汤"四禁"。

小结：

以上就是吴鞠通对白虎汤方证三个方面的发展。第一个发展，在白虎汤四大证之外，加了面赤。第二个发展，拓展了白虎汤的加减方。第三个发展，明确了白虎汤的禁忌证。不能说四大证之外就不能用白虎汤了，事实上后世医家大受吴鞠通影响，很多时候都不敢用白虎汤。如果这几种情况都不能用，那用白虎汤的机会就很少。有人把《温病条辨》放到中医四大经典里去，与《伤寒论》《金匮要略》并驾齐驱，可见该书对后世的影响之大。

3. 辩证地看白虎汤"四禁"

对于吴鞠通说的白虎汤"四禁"，我认为应该辩证地去看。只要理解透彻，就可以大胆地用白虎汤。

第一点：脉浮弦而细。脉细说明什么问题？说明血容量不足，至少里热不是很厉害，如果热很厉害，气血沸腾，又怎么会脉细呢？如果不是津伤得厉害，就是不够热。就像烧水，水壶里的水不开，说明火还不够大。

第二点：脉沉。脉要重按才摸得到，说明里不热，这有一定的道理，但是不能绝对地看。

第三点：不渴。口渴肯定是要具备的，关于这点争论不大。

第四点：汗不出。关于这点争论最大。汗不出是什么意思？就是应该出汗却没有汗出。这包含两层意思：一是说明津伤很严重，热盛伤津，汗源不足，或者微微地在头部出一点汗，而不是全身大汗。二是津液虽足，里热也很盛，但体表是郁闭的，汗想出却出不来。里面郁热烦闷，这种情况能不能用白虎汤？按照《伤寒论》所言是可以用的。温病学家孟澍江认为，使用白虎汤不必四大证俱备，有时无汗是表气郁闭所致，仍可投白虎汤；在服用白虎汤后，每见汗大出，热势随之大减，这正是白虎汤达热出表的作用。有患者服白虎汤后大汗淋漓，汗一出，高烧就退了，脉静身凉，病很快好了，这正是白虎汤达热出表的一个很好证明，所以说不见得没有汗就不能用白虎汤。

张锡纯不认同吴鞠通的白虎汤"四禁"，他说："夫白虎汤三见于《伤寒论》。唯阳明篇中所主之三阳合病有汗，其太阳篇所主之病及厥阴篇所主之病，皆未见有汗也。仲圣当日未见有汗即用白虎汤，而吴氏则于未见有汗者禁用白虎汤，此不又显与经旨相背乎？"也就是说，吴鞠通这样的说法有违《伤寒论》，无汗也可以用白虎汤。其实白虎汤非常安全。举个例子，后世医家归纳的麻黄汤"九禁"，简单来讲就是"咽、淋、疮、衄、血、汗、寒、尺脉微、尺脉迟"不能用麻黄汤辛温解表。是不是碰到以上九种情况绝对不能用麻黄汤辛温解表？肯定不是，这只是提示你应该谨慎地用，如果辨证准确，通过加减是可以用的。许叔微活用麻黄汤用得多好啊，津液不足，先用小建中汤，等到津液足的时候再用麻黄汤发汗。简言之，可以用，但要活用。

吴鞠通提出的白虎汤"四禁"，在规范白虎汤临床应用方面起到了一定作用，但也有与实际不符之处，主要是"汗不出者，不可与"这一项。温病汗出应具备两个基本条件，一是作为汗源的津液不匮乏，二是腠理的开合功能无障碍。对于气分热盛证来说，汗不出的主要原因应当是腠理的开合功能发生了障碍，其气分之热会因不汗出而更盛，没有不用白虎汤的道理。

《伤寒论》有白虎加桂枝汤、白虎加人参汤、大青龙汤、麻杏石甘汤、越婢汤等，说明使用白虎汤应随证加减。后世医家使用白虎汤类方治疗的病证不胜枚举，不论患者是否有"四禁"，亦不论病及上、中、下三焦，只要是以阳明胃热为主，即可使用本方加减，这正体现了张仲景之本意。临证当根据热势之轻重、体质之强弱、年龄之大小，酌情加减运用，否则不仅达不到驱除邪热之目的，反而会招致损伤正气和伤害脾胃之弊。

我们来看看张仲景如何用白虎汤加减：白虎加桂枝汤，治里有热、表有寒，加桂枝解表寒。白虎加人参汤，治津气不足，加人参生津益气。大青龙汤、麻杏石甘汤，治里热用石膏，治外寒用麻黄。要随证加减，做到"有是证，用是方"，只要有这个证，我们就用这条方，有时候方证不能一一对应，就通过加减来达到方证相应的目的。

白虎汤是一条著名的清热方，实践证明高热者有汗无汗都能用。有汗，那就很适合了；无汗，可通过加减的方式把表打开。清里热的同时把表打开，能清得更快。我们想象一下，屋里很热，如果把窗户和门打开，是不是更凉快一些？一样的道理，治疗郁热、里热，一定要开表，要宣要透。我们平时应该怎么加解表透表的药？辛凉透表的常用药有金银花、连翘、薄荷等。辛温解表的常用药有防风、荆芥、淡豆豉等。适当地加一点清宣透表的药，更容易把表郁打开，方便里热外透。例如，《重订通俗伤寒论》（中国中医药出版社 2011 年版）的新加白虎汤就加了薄荷，因薄荷有分解热郁之功，而没有凉遏冰伏之弊。这个"冰伏"我们一定要重视。是不是加了很寒凉的药，病就能好了？不一定，太寒可能造成冰伏邪气，妨碍解表开表。对于高热患者，我不主张一概用冰敷，因为冰敷可能造成冰伏邪气，只是暂时把体表的热降了下来，实际上体内的热更加发不出来。可以用热水擦浴做物理降温，清宣的药可以考虑薄荷，但不能用得太多，一般 6~9 克就可以了，后下。张锡纯的寒解汤也就是白虎汤去炙甘草、粳米，再加连翘、蝉蜕。杨栗山的升降散里也有蝉蜕，蝉蜕轻盈、清宣，可以把表打开。所谓"上焦如羽，非轻不举"，就是这个意思。连翘性味辛凉，可清透，既能透表，又能发表，走十二经络。辛凉轻剂桑菊饮和辛凉平剂银翘散里都有连翘，它们还可以治疗卫分、气分病。很多名医在清里热方面都没有用太多药物，反而在透表方面做了很多文章，例如吴鞠通、俞根初、张锡纯。

（四）白虎汤证的辨证要点

阳明里热弥漫全身，充斥内外，故一身表里皆热
热盛迫津外泄，故汗出
热盛伤津，故口干舌燥，烦渴而喜冷饮
阳明热甚，气血沸腾，故脉洪大或浮滑而数

白虎汤证是阳明里热弥漫全身，充斥内外，故一身表里皆热。热迫津外出，故大汗淋漓。热盛伤津，有阴津亏少的一系列表现，包括口干舌燥，总想喝水。我就碰到过每天要喝一大桶水的患者，最后是用白虎加人参汤治好的。阳明热盛，气血沸腾，像把血煮沸一样，所以说脉浮不一定是主表的，也可以主里。什么是气血沸腾？例如高血压患者，脉轻轻一摸就摸得到，非常有力。这就是此证的一些症状依据，简要而中肯。

气分和血分四大证的比较

气分四大证：高热、汗出、大渴、脉浮大而数。这是热毒在气分，损伤阴津的表现。

血分四大证：吐血、衄血、发斑、神昏。这是热毒盛于血分，迫血妄行的结果。

气血两燔的"燔"，是焚烧之意，形容火热之盛。

气分四大证的出现是由于阴津减少，就像有一个大锅，下面的火很猛，上面的水越来越少。"卫气营血"辨证体系是叶天士创立的，《临证指南医案》《温热论》是其主要成果。邪在卫分、邪在气分、邪在营分、邪在血分，可能有合病。叶天士说："入血就恐耗血动血，直须凉血散血。"所以血分四大证有吐血、衄血、发斑（皮下出血），还有神昏。血分证也有发热。虽说温邪到了血分，但气分中的热还是存在的。邪热原本在气分，后又进入营、血分，气分的热还在不在呢？仍然在，两边都在烧，就很严重了。气分主要是热盛伤津，血分主要是耗血动血，气血两方面都存在热。

热的程度

温—热—火—毒—疫（疠气）

暑热原为一气。暑热伤人，其性最烈，热甚而化火，火极而为毒。

我的理解是，温到极点就是热，热到极点就是火，火到极点就是毒。疫，就是传染病。这个毒是不是热毒呢？不一定。毒有很多种含义，若与热放在一起，热到极点就是毒了。

清热与解毒的区别

只有先理解了热与毒，才能搞清楚清热与解毒。方剂学里大概有四对清热法——清热泻火、清热凉血、清热解毒、清热燥湿，当然还有清虚热、脏腑热等，那是另一个分类了。这类药都是比较寒凉的，不能长时间服用，包括白虎汤，能不能连服一个月呢？那绝对不行，容易损伤脾胃。对于一些脾胃虚寒的患者，是不合适的。即使是脾胃好的，也要适当加减变化。毒有热毒、寒毒、疫毒、虫毒、湿毒、火毒、食物中毒等。这个毒与西医说的毒不一样，西医说的毒是某一种成分毒素，中医说的毒大体有两类：一类是病的偏性，例如偏寒寒到极点、偏湿湿到极点、偏热热到极点；另一类说的是真正的有毒，与现在说的有某一种毒性不太一样。如果是热毒，那我们要清热解毒；如果是寒毒，那我们要温中散寒。所以不能一说毒就认为绝对是热毒。

（五）白虎汤方解

方解一

白虎汤是由石膏、知母、甘草（炙）、粳米四味药组成。方中石膏辛寒，善清阳明气分之热而不伤津；知母苦寒而润，既能清热，又能滋养肺胃之阴；甘草、粳米可滋养胃腑气阴，以免中寒之弊。四药合用，共奏清热生津之功。

方解二

《医宗金鉴》"删补名医方论"中柯韵伯对白虎汤的批注是："石膏辛寒，辛能解肌热，寒能胜胃火，寒性沉降（清内），辛能走外（散热），两擅内外之能，故以为君。知母苦润，苦以泻火，润以滋燥，故以为臣。用甘草、粳米调和于中宫，且能土中泻火，作甘稼穑，寒剂得之缓其寒，苦药得之平其苦，使沉降之性，皆得留连于胃也。得二味为佐，庶大寒之品无伤损脾胃之虑也。煮汤入胃，输脾归肺，水精四布，大烦大渴可除矣。白虎为西方金神，取以名汤，秋金得令而炎暑自解矣。"

我们一定要认真去看方解。汤与证，汤是汤方，证是证候，加起来就是汤证。某汤证是中医学特有的一种叫法。例如白虎汤证，它的解释非常有意思。方解一是简明版，直言白虎汤由四味药组成。石膏是辛寒的，这个辛寒非常重要，能够清营气分之热，但又不伤津液。知母是苦寒的，但是苦寒而润，既能清热，又能养阴。养哪里的阴呢？养肺胃之阴。还有粳米与甘草，既可以益胃，又可以养阴。这个粳米是什么呢？就是白米，它与丝苗米是不一样的。丝苗米是细长的，粳米是饱满圆润的。用粳米，可免中寒。白虎汤里石膏寒凉，虽说里热甚，但天天都用大量过于寒凉的药不妥，还是要顾护好脾胃，益气养阴。

白虎汤有两味主要药物，一味是石膏，另一味是知母。石膏味辛性寒，能够辛散。中药有四气五味之分，四气指药物的寒、热、温、凉四种特性，五味指药物的酸、苦、甘、辛、咸五种基本味道。五味中的辛，是走表、走散、辛散的。所以说石膏性寒能清里热，味辛可开表散邪，使里热往外透散，即《黄帝内经》所说的"火郁发之"。需要提醒一下，在此不能用煅石膏，要用生石膏，因为石膏煅后失去辛味，不发散反而内敛，不利于散寒。知母是苦寒的，苦寒的中药有很多，一般来说这类药很燥，例如黄芩、黄连、黄柏，寒不仅能清热，还能燥湿。白虎汤证热盛伤津，津液已亏损，还能不能用燥药？肯定不能用。知母虽然苦寒，但不仅不燥，还质润，既清热又养阴，能养肺胃之阴，非常适合与石膏配对，清泄阳明之热，滋养肺胃津液。四药合用，共奏清热生津之功。

还有一类苦寒药，既不燥也不润，例如栀子。栀子豉汤可治热郁胸膈，症见心烦不得眠，心中懊恼，反复颠倒，胸膈有热。所以说中药很有意思，你把它的药性搞清楚之后，在加减的时候就能得心应手，用药就能丝丝入扣。可以说，白虎汤证是伤寒与温病的交汇点。历代医家都非常重视它，是有道理的。无论是六经里的阳明热证、阳明经证，还是卫气营血辨证，或者三焦辨证，白虎汤都是主打方剂之一，各医家都以它为中心随证加减，因此我们要重视白虎汤，在使用中不断加深理解。

相比方解一，我更看重方解二。"石膏辛寒，辛能解肌热，寒能胜胃火。"

味辛能够走表、散表，把皮肤肌肉的郁热透发出来，相当于屋里闷热，要把门窗打开，让空气流通，郁热才散得快。性寒能够把胃里的火清掉，即"热者寒之"。"寒性沉降，辛能走外，两擅内外之能，故以为君"，从这个角度来说，石膏应该是君药，知母苦润，苦以泻火，润以滋燥，就是养阴的意思，故为臣药。甘草、粳米调和中宫，用以土中泻火。土怎么能泻火呢？"木曰曲直，火曰炎上，土爱稼穑，金曰从革，水曰润下"，这是四书五经里《尚书》关于五行的最早描述。脾胃五行属土，脾为阴土，胃为阳土，土能稼穑，能滋养万物。"寒剂得之缓其寒"，意为寒的东西到土里就没那么寒了；"苦药得之平其苦"，意为苦的东西到土里会变得没那么苦。"使沉降之性，皆得留连于胃也"，这是什么意思呢？石膏性寒沉降，会一直从中焦降到下焦吗？不会，到了中焦之后，土就把它留住了，万物归于土，土能够留住很多东西，例如，土能截水，土能伏火，土能培木，土能生金。"得二味为佐，庶大寒之品无伤损脾胃之虑也"，方中不是用生甘草，因为生甘草偏凉，要用炙甘草，炙甘草可固护胃气，不是用来清热的。此方已有石膏与知母清热，甘草只需配合粳米补益胃气，以免石膏过寒伤胃。"煮汤入胃，输脾归肺，水精四布"，这不就是《素问·经脉别论》所说的"饮入于胃，游溢精气，上输于脾，脾气散精，上归于肺，通调水道，下输膀胱"吗？"白虎为西方金神，取以名汤，秋金得令而炎暑自解矣"，这是解释为什么叫白虎汤。早在《汤液经法》中就有四神汤，包括大小青龙汤、大小白虎汤、大小玄武汤、大小朱雀汤。大小青龙汤、白虎汤现在还保留着。玄武汤后来改为真武汤，是为了避讳。朱雀汤，现在没有这个名字，有人考证说它就是黄连阿胶汤。那为什么叫白虎汤呢？在中医理论中，五行中的"金"对应秋季，方位为西方，颜色为白色，二十八星宿中的白虎也具有类似含义，因此"白虎汤"这个名字蕴含了中医对自然界和人体的理解。

（六）经典医案

刘渡舟医案一

有个3岁小女孩，出了麻疹之后，高热不退，周身汗出。汗出的情况是一身未了，又出一身，医生一边查体她一边出汗。她还口渴严重，嘴唇看似快烧焦了，拼命地饮水也不能解决问题。刘渡舟先生辨证是阳明气分热盛，迫津外泄所致，就用了白虎汤：石膏 30 克，知母 6 克，甘草 6 克，然后加一把粳米。3 岁孩子用 30 克石膏多不多呢？不多，冯世纶教授还曾用 45 克呢！

张锡纯用石膏

张锡纯先生是河北省盐山县人，代表作是《医学衷中参西录》，为中西医汇通学派的代表人物、近现代中国中医学界的泰斗，于 1916 年在沈阳创办我国第一间中医院——立达中医院。他用石膏可谓炉火纯青，用量特别大，因此有人给他取外号"张石膏"。不少人认为白虎汤是大寒之剂，张锡纯却不认同。他认为，从方中主药石膏来看，其味辛、寒，可谓阴中含阳，既能清热，又能透热于外，石膏"治温热病之效百倍于他药也"。从这个角度来看，白虎汤中的石膏肯定是君药。《神农本草经》言石膏"味辛，微寒。主中风寒热，心下逆气，惊喘，口干，舌焦，不能息，腹中坚痛，除邪鬼，产乳，金创"，是微寒，不是大寒。张锡纯认为："石膏凉而能散，有透表解肌之力，外感有实热者，放胆用之，直胜金丹。"可见，石膏性凉，或微寒。

刘渡舟医案二

郑某，男，22 岁。外感时邪，高热神昏，手足厥冷如冰，且时时索水喝，睡则呓语频作。切其脉，洪大任按；视其舌，质绛而苔黄；问其二便，尚皆通顺，唯小便色黄。

辨为阳明热厥之证，热邪有内闭之危。治当予辛寒重剂，以清阳明之热，佐以芳开，以杜邪传厥阴心包之路。

处方：生石膏 30 克，知母 9 克，甘草 6 克，粳米一大撮，广犀角 3 克，菖蒲 3 克，连翘心 3 克，郁金 3 克。

此方共服 2 剂，热退厥回，病愈而安。

此案患者是一个 22 岁小伙，高热神昏，手足冰冷，时时索水喝，睡时说梦话，尿黄，舌绛苔黄，脉洪大。阳明热盛，应该手足热才对，为什么会出现手脚冰冷呢？是因为邪气困遏，阳气内郁而不能外达，即所谓"热深厥亦深，热轻厥亦轻"。脉洪大任按，即无论怎么按都很有力量、很有弹性，洪大有力。治以辛寒重剂白虎汤加味，主清阳明之热，佐以芳香开窍，以免邪传心包，病变传里，酿成危重。方用白虎汤加广犀角、菖蒲、连翘心、郁金。菖蒲是开窍的。连翘是清透的，用了连翘心，而且只用 3 克。郁金是行气活血的，也只用 3 克。这些药用量都不能多，因为它们是配角，不能喧宾夺主，中医用药讲究君臣佐使。广犀角用了 3 克。以前用的是泰国、印度或非洲的犀角，有白犀，有黑犀（也叫灰犀）。为什么有个"广"字呢？因为这些犀角都是从广州通商口岸进入中国的。现在犀牛是一级保护动物，禁止使用犀角，可考虑用水牛角代替，但是效果没有犀角好。

四、白虎加人参汤

白虎加人参汤主治阳明表里俱热，夹有气阴两虚。症见口干舌燥、烦渴特甚以至欲饮水数升，或大渴而脉按之则芤（脉象像葱，中间是空的，轻按还能摸到脉，稍用力就摸不到了），还见时时恶风、背微恶寒。这说明大热所及，不仅伤津，而且耗气。阴津大伤，无液以滋，故口舌干燥、烦渴不解；正气受损，无以卫外，故时时恶风、背微恶寒；热盛而气阴不足，故脉大而芤。此时若仅用白虎汤清热，显然不足胜任，应加人参以益气生津。古代所说的人参不是东北人参，更不是朝鲜人参，而是山西上党地区的人参，类似现在的党参。当时的人参偏凉，既能够益气，又能够养阴。此证有一个明显特点：喝水要比白虎汤证多，而且时时恶风、背微恶寒，大量出汗之后把阳气也带走一部分了。即里面热得厉害，拼命地喝水，外面微微怕凉。

苏伯螯医案一

李某，男，52 岁。患糖尿病，口渴多饮，饮后复渴，似有水不解渴之感。尿糖阳性，血糖超出正常范围。渴而能饮，但吃食并不多，大便不秘结，小便黄赤而利。脉软大，舌红无苔。

辨为肺胃热盛、气阴两伤之证。此证属"上消"，治当清上、中之热而滋气阴之虚为宜。

处方：生石膏 40 克，知母 10 克，甘草 6 克，粳米一大撮，人参 10 克，天花粉 10 克。

此方服 5 剂后，口渴大减，体力与精神均有好转。化验血糖与尿糖，程度减轻。

转方用沙参 12 克，玉竹 12 克，麦冬 30 克，花粉 10 克，太子参 15 克，甘草 6 克，知母 6 克。

此方服十数剂后，病情明显好转，后以丸药巩固疗效。

此案患者为 52 岁男性，有糖尿病，口渴多饮，饮后又渴，好像永远不解渴。吃得不是很多，大便也不秘结，尿有点黄，舌红无苔。辨证是肺胃热盛、气阴两伤，属于"三消"里的上消。治用白虎加人参汤，还加了一味天花粉。服药后，患者病情大为好转。后来改为以养阴为主，不再用清热的药，用的是沙参、玉竹、麦冬等，患者就慢慢痊愈了。

苏伯螯医案二

林某，女，38 岁。夏日午睡后昏不知人，身热肢厥，汗多，气粗如喘，不声不语，牙关紧闭。舌苔黄燥，脉洪大而芤。

辨为暑厥。暑为大热之邪，燔灼阳明，故见身热炽盛。暑热内蒸，迫津外泄，则汗多而气粗如喘；热郁气机，故四肢反见厥冷；邪热内迫，扰于心神，正又不能胜邪，故神昏不语，脉见洪大而芤。治以清暑泄热、益气生津。

处方：白虎加人参汤：朝鲜白参、知母、粳米各 15 克，石膏 30 克，甘草 9 克。

此方服 1 剂后，脉静汗止，手足转温，神志清爽，频呼口渴，且思冷饮。再投 1 剂而愈。

此案患者为 38 岁女性，某天午睡之后叫不醒，身体很热但手脚冰冷，汗出如泉，牙关紧闭，舌苔黄燥，脉洪大而芤。辨证是暑厥，体表手足皮肤摸着冰冷，其实体内热得厉害；神志不清，可知已经热入营、血分。脉洪大说明热盛，脉芤说明元气将脱，病情危重，因此方用白虎加人参汤。这里用了朝鲜白参，有什么功效呢？朝鲜白参甘苦，微温，既能大补元气，复脉固脱，又能补脾益肺，生津安神。若热盛耗气伤津，热入营、血分，阳气欲脱，在清热养阴的同时，应益气固脱。

五、白虎加桂枝汤

《金匮要略·疟病脉证并治》："温疟者，其脉如平，身无寒但热，骨节疼烦，时呕，白虎加桂枝汤主之。"

白虎加桂枝汤由石膏、知母、炙甘草、粳米、桂枝五味药组成。此方以白虎汤清内伏之热，加桂枝以引领石膏、知母上行至肺，从卫分泄热，使郁表者之邪从表散，则温疟可已。

温疟是病名，疟疾的一种，临床以先热后寒或无寒但热为主证。《素问·疟论》："先伤于风，而后伤于寒，故先热而后寒也，亦以时作，名曰温疟。""其脉如平"，脉就像正常的一样，没有什么特殊。"身无寒但热"，只是身热，骨节疼痛，有时会呕。白虎加桂枝汤，就是在白虎汤四味药的基础上再加桂枝。桂枝通阳解肌，它不直接发汗，而是促进麻黄发汗，麻黄、桂枝相须为用，发汗更明显，如果没有桂枝，麻黄的发汗之力会弱些。人感受邪气后，正气奋起抵抗，正邪相争，演变为温疟，出现高热、口渴、舌红苔黄等热证。温热之邪侵袭骨节筋脉，由于气血不通，还可能出现肌肉关节疼痛或寒热交作等症，此时需加桂枝。

【加减应用】若关节疼痛，加桃仁、赤芍，以活血凉血；若寒热往来，加柴胡、青蒿，以清退郁热；若红肿，加丹皮、贝母，以凉血散瘀。

【使用禁忌】寒湿证慎用。

白虎汤与桂枝汤的比较

白虎汤：凉和胃肠

桂枝汤：温和胃肠

白虎汤之石膏、知母同是凉胃，大枣免胃液之伤，粳米求胃津之凝。

桂枝汤有桂、芍以激血，生姜以止呕，同是温胃。

余下甘草一味，同是和肠，防其下传。

刘渡舟医案

张某，女，新产甫九日，外出而感受风寒，突然发病。自觉上身烦热不堪，汗出较多，下身则无汗而寒冷彻骨，且口渴思饮，饮水而渴不解。视其人面色缘缘正赤，汗出发湿而流于面。切其脉浮，按之则大。视其舌色红绛而有薄黄之苔。二便尚正常，小便则黄。有头痛，怕风。

辨为脉浮、恶风，为表有邪；口渴、面赤、上身烦热、汗出较多、脉按之大，为阳明气分有热之象。邪热内盛，阳阻于上，未能下达于腰膝，则下身无汗，反而觉得寒冷彻骨。治以清热生津，兼疏卫分之邪。

处方：生石膏30克，桂枝6克，白薇9克，玉竹9克，知母9克，甘草6克，粳米一撮。

此方仅服1剂，则霍然而病愈。

六、竹叶石膏汤

（一）简介

《伤寒论》第397条："伤寒解后，虚羸少气，气逆欲吐，竹叶石膏汤主之。"

【方药组成】竹叶二把，石膏一斤，半夏（洗）半升，麦冬一升（去心），人参二两，甘草（炙）二两，粳米半升。即白虎汤中，知母易竹叶，再加麦冬、人参、半夏。

【功效】清热生津，益气和胃。

【主治】热病后期，余热未清，气津两伤之暑热证。

【病因病机及临床表现】

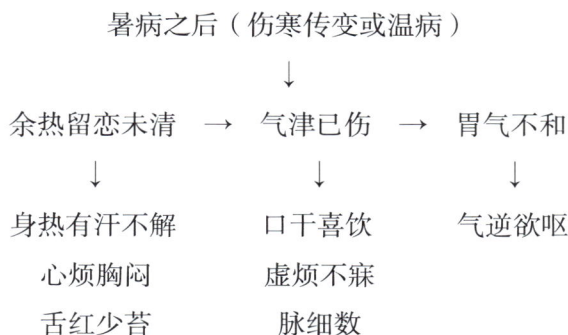

暑病之后（伤寒传变或温病）

↓

余热留恋未清　→　气津已伤　→　胃气不和

　　↓　　　　　　　↓　　　　　　　↓

身热有汗不解　　　口干喜饮　　　气逆欲呕

　心烦胸闷　　　　虚烦不寐

　舌红少苔　　　　脉细数

【病机要点】热势已衰、虚实夹杂、气津两伤、胃气上逆。

【方解】

君：重用石膏清热除烦止渴，竹叶清心除烦。

臣：麦冬养阴生津，人参益气生津。

佐：半夏和胃降逆止呕，辛温促进脾胃传输津液，且辛使补气不壅，温燥使滋阴不腻。粳米、炙甘草益胃和中生津，以防君药大寒伤中之偏。

使：炙甘草调和诸药。

因热势已衰，且胃气已虚，故不用苦寒伤胃之知母。半夏温燥伤津，需与麦冬配合，二者比例为1：2。胃气阴两虚之常用药物配伍：人参、麦冬、半夏、甘草。

【适用证】伤寒、温病后期，余热未清，以及暑热病之气津两伤证。

【辨证要点】身热多汗，心烦胸闷，气逆欲呕，口干喜饮；舌红少苔，脉虚数。

【加减应用】若阴虚甚，可加天花粉、石斛、沙参；若胃火盛，可加黄连、知母、玄参。

【现代应用】中暑、小儿夏季热、乙脑、流脑、肺炎后期、胆道术后呕吐、糖尿病等属于热伤气津者。

【方证特点】

此证病机既有阳明气分燥热，又有肺胃津液枯竭夹痰。由于胃中有痰饮，故其烦渴饮水之势不如白虎汤。伴咳白黏痰，观其舌咽则光亮干燥无津。

凡内热燔灼伴肺胃津伤夹痰者均可选用此方。

由于此证以热盛伤津为主、以夹痰饮为次，故石膏、麦冬用量宜大，半夏用量宜小，不可主次颠倒。

（二）白虎汤与竹叶石膏汤的比较

表 1　白虎汤与竹叶石膏汤的比较

方名	功用		主治病机	使用要点
	同	异		
白虎汤	清热生津	除烦、止渴	阳明气分热盛	高热、大汗、烦渴，脉洪大有力
竹叶石膏汤		益气养阴、降逆和胃	热病之后，余热未清，气津两伤	身热多汗、烦渴喜饮、口干、舌红干、脉虚数

（三）白虎加人参汤与竹叶石膏汤的比较

白虎加人参汤与竹叶石膏汤皆治阳明热证。

白虎加人参汤证为大烦渴，狂饮不止，竹叶石膏汤证则以咽喉干燥、不适为特点。

石膏与知母合用，治阳明之实热；石膏与麦冬合用，治阳明之虚热。

刘渡舟医案一

杨某，女，23 岁。患乳腺炎，经手术治疗后，病不愈而发热（39℃）。西医诊断为炎症所致，用各种抗生素而发热不退，且口腔黏膜长满霉菌。西医恐将成败血病，寻求中医会诊，乃迎余诊视。切其脉，数而无力；视其舌，因涂龙胆紫无法辨认。经全面了解，患者除发热外，尚有心烦、呕吐、不能食之症，唯二便尚调，精神犹佳。

辨为乳腺炎术后气液两伤。乳房内合阳明胃经，故热邪袭胃，胃气上逆，而作呕吐。今胃之气液两虚而抗邪无力，是以病势缠绵而治不见效。治以清热滋阴、和胃扶虚。

处方：生石膏 30 克，竹叶 10 克，麦冬 20 克，党参 10 克，甘草 10 克，粳米一撮，半夏 10 克。

此方服 8 剂后，热退身冷，呕止胃开，继而病愈。

刘渡舟医案二

张某，女，25 岁。患乳腺炎，做手术后发热（38.5℃~39.5℃）。西医认为其为术后感染，注射各种抗生素而无效。后用"安乃近"发汗退热，然旋退旋升，不能巩固。手术之后又几经发汗，患者疲惫不堪。症见呕吐而不欲饮食、心烦、口干、头晕、肢颤。切其脉数而无力。舌质嫩红而苔薄黄。

患者已气阴两伤，尤以胃液匮乏为甚，又气逆作呕，不能进食，须清热扶虚，而气阴两顾，方为合法。

处方：生石膏 30 克，麦冬 24 克，党参 10 克，炙甘草 10 克，粳米一撮，竹叶 10 克。

此方仅服 4 剂，则热退呕止，胃开能食。

七、白虎加苍术汤

（一）简介

白虎加苍术汤出自朱肱《伤寒类证活人书》。这个方子是治疗湿温病的，症见身重、胸满、头疼、谵语、多汗、两胫逆冷等。

白虎加苍术汤由石膏、知母、甘草、粳米、苍术五味药组成。此方用白虎汤清气分温热之邪，加苍术以健脾燥湿，能除湿浊之凝滞。《医宗金鉴》在此方中又加茯苓以利湿，值得参考。

【**主治**】中暑无汗，脉虚弱，腹满身重，口燥面垢，谵语发狂。

（二）名家妙论

动而伤暑，火热伤气，辛苦之人多得之，宜人参白虎汤；静而伤暑，湿胜身重，安乐之人多得之，宜苍术白虎汤。

——金·李东垣

方中甘草佐苍术，知母佐石膏，刚柔相济，用以燥湿清热，不伤脏腑之正气。前白虎加桂枝汤，治寒化为热，乃太阳阳明同治之方；此苍术加白虎汤，治湿化为热，乃太阴阳明同治之方。虽一味之转旋，其义各有微妙。

——清·王旭高

刘渡舟医案

周某，男，24岁。病发热、头痛身疼、胸中发满、呕恶不欲饮食。西医曾注射"安乃近"两支，汗出甚多，而发热不退，体温为39.6℃，并时时作呕，睡则谵语，脉浮而数，舌苔则白腻。

见有胸满作呕与苔腻之症，辨为湿温蕴于上、中二焦所致。

拟三仁汤一帖，患者服药后发热不退，至下午则体痛不可耐，遂再求诊。切其脉濡数，舌赤而苔白黄杂腻，面色缘缘正赤，且口渴思饮，两足反冷，小便黄赤，而大便不燥①。

细思此病，曾经发汗，可知阳明津液受损，而口渴喜饮，睡则谵语，热在阳明无疑。然而热虽甚而无汗，身痛而重，胸满作呕，足冷尿黄，舌苔又腻，热中挟湿、湿阻气机昭然若揭。此证非白虎汤不足以清其热，非苍术不能祛湿化浊而使邪解。

处方：苍术9克，生石膏30克，知母10克，甘草6克，粳米一大撮。

此方仅服1剂，则热退痛止而愈。

---

① 大便不燥这一点很重要，阳明津伤或腑实则大便多干结，湿温则大便多不干，甚而溏垢或黏。

八、玉女煎

（一）简介

玉女煎出自《景岳全书》，具有清胃泻火、滋阴增液之功。此方由生石膏、知母、熟地、麦冬、牛膝五味药组成，即白虎汤减甘草、粳米，加熟地、麦冬、牛膝。

张景岳《景岳全书》："水亏火盛，六脉浮洪滑大；少阴不足，阳明有余，烦热干渴，头痛牙疼，失血等证如神。"

【证治】主治胃热阴虚证，症见头痛、牙痛、齿松牙衄、烦热干渴、舌红苔黄而干等。亦治消渴、消谷善饥等。

【特点】清热与滋阴共进，虚实兼治，以治实为主，使胃热得清、肾水得补，则诸症可愈。

【加减应用】若火盛，可加山栀子、地骨皮，以清热泻火；若血分热盛，齿衄出血量多，则去熟地，加生地、玄参，以增强清热凉血之功。

【使用禁忌】大便溏泄，脾胃阳虚者不宜使用。

【方解】

生石膏、知母：清热养阴。

熟地：养肾阴。

麦冬：养肺阴。

牛膝：引热下行。

此方也可治温病的气血两燔证，则熟地应改为生地，去牛膝。

（二）类方比较

玉女煎与清胃散同治胃热牙痛。

玉女煎：以清胃火为主，兼滋肾阴，主治胃火旺而肾水不足的牙痛、牙宣等症。

清胃散：重在清胃火，以黄连为君，配升麻意在升散解毒，兼用生地、丹皮等凉血散瘀之品，可清胃凉血，主治胃火炽盛的牙痛、牙宣等症。

刘渡舟医案

郭某，女，38岁。牙疼龈肿，鼻时衄，心烦口干，思冷饮，然大便不燥，小便则黄。切其脉洪大，舌红少苔而干。

辨为阳明气分有热，日久不治，而入血分，故牙痛而鼻衄也。治以两清气血之燔热。

处方： 玉女煎加减

生石膏 30 克，知母 10 克，生地 10 克，麦冬 12 克，牛膝 6 克，丹皮 10 克。此方服 2 剂而诸症皆愈。

九、化斑汤

化斑汤出自吴鞠通《温病条辨》，由生石膏、知母、甘草、粳米、玄参、犀角六味药组成。

化斑汤主治太阴温病误用辛温之药发汗，汗不出者必发斑疹，汗出过多者必神昏、谵语。若发斑，可用此方治疗。

吴鞠通解此方曰："此热淫于内，治以咸寒，佐以苦甘法也。前人悉用白虎汤作化斑汤者，以其为阳明证也。阳明主肌肉，斑家遍体皆赤，自内而外。故以石膏清肺胃之热，知母清金保肺而治阳明独胜之热，甘草清热解毒和中，粳米清胃热而保胃液。白粳米，阳明燥金之岁谷也。本论独加元参、犀角者，以斑色正赤，木火太过，其变最速，但用白虎燥金之品，清肃上焦，恐不胜任，故加元参启肾经之气，上交于肺，庶水天一气，上下循环，不致泉源暴绝也。犀角咸寒，禀水木火相生之气，为灵异之兽，其阳刚之体，主治百毒蛊疰、邪鬼瘴气，取其咸寒，救肾水以济心火，托斑外出，而又败毒辟瘟也。再病至发斑，不独在气分矣，故加二味凉血之品。"

犀角是一味清营血、解热毒的药。配牛黄或羚羊角，则清心定惊。配鲜生地、赤芍、丹皮，则凉血止血。配大青叶、玄参、升麻等，则凉血化斑。配连翘、竹卷心等，则清心解毒。配生石膏、知母、玄参等，则凉血清热。

犀角与鲜生地都能清热凉血：鲜生地长于养阴生津，犀角则偏于解毒定惊。

犀角与石膏均能清热泻火：犀角主要用于清血分实热，石膏主要用于清气分实热。犀角与石膏合用，善治气血两燔。

无犀角用何代之？

水牛角：与犀角功效相似，力较弱、缓。

紫草：解血毒、凉血热、透斑疹。徐荣斋在《妇科知要》中把犀角地黄汤改为紫草地黄汤，他认为犀角药源较少，据何廉臣先生创议可用紫草代犀角。

大青叶：清热解毒，凉血消斑。

升麻：升散解毒。唐代孙思邈《千金要方》："热甚，木香汤加犀角，如无，以升麻代。"宋代朱肱也有"无犀角以升麻代之"之说。

十、复脉汤及其类方

《伤寒论》第177条："伤寒，脉结代，心动悸，炙甘草汤主之。"

复脉汤又名炙甘草汤，其组成及用法为：甘草（炙）四两，生姜（切）三两，人参二两，生地黄一斤，桂枝（去皮）三两，阿胶二两，麦冬半升（去心），麻仁半升，大枣（擘）三十枚。上九味，以清酒七升、水八升，先煮八味，取三升，去滓，内胶烊消尽。温服一升，日三服。

吴鞠通根据《临证指南医案》中应用复脉汤的医案，整理出了复脉汤加减方。

加减复脉汤：复脉汤去参、桂、姜、枣，加白芍
一甲复脉汤：加减复脉汤去麻仁，加牡蛎
二甲复脉汤：加减复脉汤加生牡蛎、生鳖甲

三甲复脉汤：二甲复脉汤加生龟板

大定风珠：三甲复脉汤加鸡子黄、五味子

随着组方用药的不同，以上方剂的功用也随之变化：

滋阴通阳复脉：复脉汤

滋阴生津复脉：一甲复脉汤、加减复脉汤

滋阴潜阳熄风：二甲复脉汤、三甲复脉汤、大定风珠

阳明病发展变化趋势

白虎汤证→白虎加人参汤证→竹叶石膏汤证→麦冬汤证→复脉汤证

（唐荣志整理　赖海标审校）

第四讲

承气汤类方的临床应用

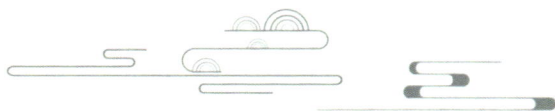

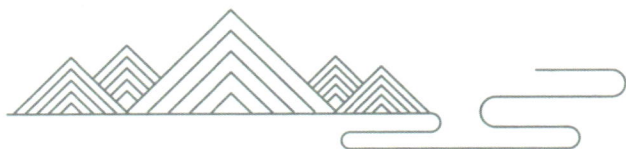

一、引言

讲承气汤之前，首先需要分析一下"承气"二字的含义，以便对这个方有更深层次的理解。

《黄帝内经》："亢乃害，承乃制。"

承接胃和降之气，承接肺肃降之气。

泻下只是手段，承气才是目的。

"承气"即承顺胃气下行而制其过亢。腑气不通在于胃肠的燥热内结，而承气汤可泻下实热，使腑气舒顺、胃气得以下行，故以"承气"为名。

二、承气汤类方概述

张仲景承气汤类方：大承气汤、小承气汤、调胃承气汤、厚朴三物汤、厚朴七物汤、厚朴大黄汤、麻子仁丸、桃核承气汤、大黄硝石汤、大黄牡丹皮汤。

吴鞠通承气汤类方：牛黄承气汤、宣白承气汤、导赤承气汤、新加黄龙汤、增液承气汤、桃仁承气汤。

大承气汤大黄硝，枳实厚朴先煮好

峻下热结急存阴，阳明腑实重证疗

去硝名为小承气，轻下热结用之效

调胃承气硝黄草，缓下热结此方绕

通过以上方歌我们可以知道大小承气汤及调胃承气汤的组成以及主治功用。外感六淫之邪，邪气在表，可表现为太阳中风或太阳伤寒；邪气入里，可表现为实证、热证，属阳明；若表现为虚证、寒证，则属太阴；在中间地带，则属少阳。本文介绍的承气汤系列重点针对里证中的阳证。实证、热证属阳证，虚证、寒证属阴证，大体上可以这样区分。

三、阳明病

阳明病的病机主要是燥，热邪侵袭，耗伤阴津、阴液，宿食、食物残渣与粪便就变得干燥，内结在胃肠。《伤寒论》第 180 条："阳明之为病，胃家实是也。"胃家指代胃与大小肠。胃主和降，气机向下，燥屎内结，造成腑气不通，二者互为因果。

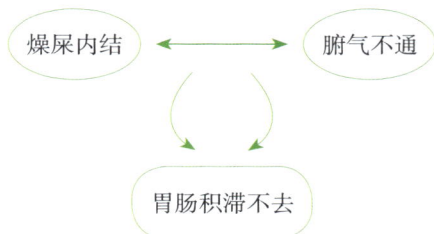

阳明腑实证表现为：大便不通，频转矢气，脘腹痞满，腹痛拒按，按之则硬，日晡潮热，神昏谵语，手足濈然汗出，舌苔黄燥起刺或焦黑燥裂，脉沉实。

痞：心下闷塞坚硬（自觉胸脘部有闭塞压榨感）
满：胸胁脘腹胀满（按之有抵抗感）
燥：肠中粪便既燥且坚
实：热邪与燥屎互结，正盛邪实，腹痛拒按，苔黑，脉数有力

典型的阳明腑实证可以用以上四大证来概括，用大承气汤、小承气汤、调胃承气汤时要鉴别诊断。若有机械性肠梗阻、粘连性肠梗阻，即使症见痛、胀、吐、闭等，也不适用承气汤。承气汤适应证是频转矢气，虽然大便不通，但有矢气。

痞与满的鉴别

《景岳全书·痞满》："痞者，痞塞不开之谓……盖满则近胀，而痞则不必胀也。"

痞无形，满有形。
痞满常并见。

痞是无形的，是自我感觉、主观症状，腹部没有隆起，但患者可以感觉到腹内不通，而满是胀满，是有形的。临床上往往二者并见，患者腹部微微隆起，并且自我感觉有满感。

阳明病的病位在胃肠，即《伤寒论》中记载的"胃家"。

阳明病的临床表现是：痞塞胀满，满闷不舒。其痞按之柔软，压之不痛，视之无胀大之形；伴随症状是：胸膈满闷，饮食减少，得食则胀，嗳气则舒。脾升胃降，脾主升，胃主降，脾胃为中枢，是调节全身脏腑的气机。心肺主降，肝肾主升，如果中焦气机不通而逆乱，则五脏六腑气机逆乱。

四、大承气汤

（一）简介

【方药组成】大黄、芒硝、厚朴、枳实。

【煎服法】先煮枳实、厚朴两味气药，再下君药大黄，最后冲服芒硝。

【配伍特点】

泻下与行气并重。

泻下热结：大黄（清热泻下）、芒硝（软坚泻下）。

行气宽肠：厚朴、枳实（降气泻下）。

《伤寒论》中提及的大黄煎煮法有先煎、同煎、后下，还有用开水泡，如大黄黄连泻心汤，以麻沸汤渍之，不取其味，取其气，重在消痞，而非通腑。学习经方，除了方药组成，还要注意煎服法。大承气汤全方作用向下，使胃肠之气通畅。柯韵伯《伤寒来苏集》言"大承气之先后作三次煎者，何哉？盖生者气锐而先行，熟者气纯而和缓，欲使芒硝先化燥屎，大黄继通地道，而后枳、朴除其痞满也"，对大承气汤的理解非常透彻。

（二）大黄功效

1. 经方派之说

在《伤寒论》和《金匮要略》中，所用中药合起来有 166 种，其中大黄的使用次数排在第十一位；在 252 条经方中，有 30 条使用大黄，占比近 1/8。从后世经方派名医对大黄的运用来看，大黄的功效主要有六个方面：一是攻下导滞，以大小承气汤为代表；二是活血破瘀，有桃核承气汤、下瘀血汤；三是降逆止血，以大黄甘草汤、三黄泻心汤等为代表；四是退黄消疸，以茵陈蒿汤为代表；五是通淋利水，以大黄汤为代表；六是清热解毒，以大黄牡丹汤、三黄泻心汤等为代表。可见大黄所治多是各种瘀滞疾病，临床应用范围很广。《神农本草经》中记载大黄味苦、寒，主下瘀血、血闭、寒热、破癥瘕积聚、留饮、宿食，荡涤肠胃，推陈致新，通利水谷，调中化食，安和五脏。根据不同需要，可使用大黄多种剂型，用量也可酌情加减。胡希恕先生曾用五苓散加大黄、薏苡仁治疗前列腺炎，其中大黄用量为 2~3 克，不走大肠，而走膀胱，消炎效果好。

2. 吴咸中之说

吴咸中是中国工程院院士，其总结的大黄功效有：①调整胃肠运动；②改善血液循环；③清洁肠道，减少毒素吸收；④保护肠屏障；⑤调节免疫系统，保护器官。

厚朴和枳实可破结实、除胀满，但作用方式不同：厚朴下行中有外散之势，可拓宽管道（如肠道、气道、胆道），令管道松弛；枳实下行中有收敛之势，可收缩管道，令管道紧张。厚朴是树皮，较为阔大；枳实为果实，圆润小巧。厚朴性温，味厚而苦；枳实性寒，味苦而酸。枳实、厚朴与他药的配伍特点是：枳实之性原向下，无横出之权，一般不配麻黄而配柴胡，以通中泄里（如大柴胡汤、四逆散）；厚朴之性原向表，无直达之技，故一般不配柴胡而配麻黄，以横出开表（如厚朴麻黄汤）。枳实向下，厚朴向表，枳朴之别，在于一竖一横。

（三）现代药理研究

现代药理研究表明，大黄属刺激性泻下药，芒硝（十水合硫酸钠）属容积性泻下药，枳实、厚朴属调节性泻下药。

大黄中的蒽醌类衍生物，尤其是大黄酸，能刺激胃肠，使其蠕动幅度变大、速度变快；芒硝则让肠道形成高渗状态，使肠道外的水分向肠道内集中，增加了肠道容积；枳实使胃肠收缩兴奋、节律有力，厚朴具有明显、持久的中枢性肌肉松弛作用，两者结合，可调节肠道的排储功能。肠道内水分增多，干结的大便濡润变软，肠道蠕动的幅度变大、速度变快，有利于排出燥屎，而枳实、厚朴则可使肠道蠕动保持在一个适当的节律和幅度上，它们是经典搭配。

五、大承气汤、小承气汤、调胃承气汤的比较

大承气汤、小承气汤、调胃承气汤均用大黄荡涤胃肠积热。

大承气汤硝、黄并用，大黄后下，且加枳、朴，故攻下之力颇峻，为峻下剂，主治痞、满、燥、实四症俱全之阳明热结重证。

小承气汤不用芒硝，且三味药同煎，枳、朴用量亦减，故攻下之力较轻，为轻下剂，主治痞、满、实而燥不明显之阳明热结轻证。

调胃承气汤不用枳、朴，虽后纳芒硝，但大黄与甘草同煎，泻下之力较前二方缓和，为缓下剂，主治阳明燥热内结，有燥而无痞、满之证。

张锡纯《医学衷中参西录》中有两则大承气汤医案：

医案一

张锡纯年轻的时候学医，有一天看到邻居家里很热闹，便去看看。原来是邻居生病了，几天没大便，腹痛腹胀，很难受，于是请来村里的医生诊治。医生一看，痞、满、燥、实四大证都有了，那不就是阳明腑实证吗？于是开了大承气汤。但邻居服用大承气汤后没有效果，再服一剂，还是无效，医生便不敢

再开。后来邻居请来很有名望的刘老医生诊治，刘老医生了解情况之后，给他开了一味药——威灵仙。邻居服药后没多久就开始跑厕所，把憋了几天的大便拉了出来，一身轻松，没事了。张锡纯就请教刘老医生："为什么要用威灵仙呢？威灵仙不是祛风湿、通经络的药吗？虽说它也有少许通便作用，但为何大承气汤都通不了便，用威灵仙却可以？"刘老医生说："两剂大承气汤服下不起作用，原因就在于经络不通，我加一味通经络的药，目的是助大承气汤起作用，所以服完威灵仙就起效了。威灵仙是引经药，通经络。"可见，当我们辨证正确而用药无效时，适当加一些通经络的药，可能会取得较好的效果。

医案二

张锡纯的师兄出现了痞、满、燥、实的症状，服用大承气汤后没有效果。他在出现痞、满、燥、实症状之前曾因一点小事与人吵架，肝火较旺，后来便出现大便不通。张锡纯想到上一则医案中刘老医生的点拨，考虑师兄是因为与人吵架，肝郁化火，大承气汤还没有起作用，故在原方基础上加了两味药——柴胡、生麦芽，师兄服药后大便很快就通了。

这两则医案提示我们：对证的药，一般对大部分人有效，如果无效，则需要找出病因，问题才好解决。接下来我们来看一则小承气汤医案：

患者为12岁男孩，因端午节吃凉粽子多枚，第二天胃疼腹胀，啼哭不止。其父在药店购买药物给他口服，但未见效果，其腹部疼痛胀满的症状反而更重了。

诊其脉沉滑有力，其舌苔黄白而腻，以手按腹部哭叫不已。问诊得知其已三天未解大便。辨证为胃肠阻滞、气机不利。处方：大黄9克，厚朴9克，枳实9克，藿香梗6克，生姜6克。患者服药后不到两小时就腹中气动有声，旋而作泄，味甚酸臭。腹泻两次则腹痛止。转方用保和丸加减而愈。

罗天益《卫生宝鉴》中记载了一则调胃承气汤医案：

静江府提刑李君长子，年一十九岁，至元壬午四月间，病伤寒九日，医者作阴证治之，与附子理中丸数服，其证增剧。别易一医作阳证，议论差互，不敢服药。李君亲来邀请予为决疑，予避嫌辞，李君拜泣而告曰：太医若不一往，犬子只待死矣。不获已，遂往视之。坐间有数人，予不欲直言其证，但细为分解，使自忖度之。凡阳证者，身须大热而手足不厥。卧则坦然，起则有力，不恶寒，反恶热，不呕不泻，渴而饮水，烦躁不得眠，能食而多语，其脉浮大而数者，阳证也。凡阴证者，身不热而手足厥冷。恶寒蜷卧，面向壁卧，恶闻人声，或自引衣盖覆，不烦渴，不欲食，小便自利，大便反快，其脉沉细而微迟者，皆阴证也。诊其脉沉数得六七至，其母云：夜来叫呼不绝，全不得睡，又喜冰水。予闻其言，阳证悉具，且三日不见大便，宜急下之，予遂秤酒煨大黄六钱、炙甘草二钱、芒硝二钱，水煎服之，至夕下数行，燥粪二十余块，是夜汗大出。翌日又往视之，身凉脉静矣，予思《素问》热论云：治之各通其脏腑，故张仲景述《伤寒论》，六经各异，传受不同。《活人书》亦云：凡治伤寒，先须明经络，若不识经络，触途冥行。前圣后圣，其揆一也，昧者不学经络，不问病源，按寸握尺，妄意疾证，不知邪气之所在，动致颠要，终不肯悔。韩文公曰：医之病，病在少思。

以上医案提示我们临证时要详细、认真辨证。

六、小承气汤、厚朴大黄汤、厚朴三物汤的比较

小承气汤、厚朴大黄汤、厚朴三物汤均由厚朴、枳实、大黄组成，但药物分量不同，作用亦有区别：

小承气汤以大黄为君，泻下荡积为主，理气为辅，主治阳明腑实、下利谵语、潮热燥屎者。

厚朴大黄汤以厚朴为君，理气为主，佐以荡邪，主治支饮心下时痛，兼腹满便秘者。

厚朴三物汤以枳实、厚朴为君，行气力强，泻下力弱，主治腹满痛、大便闭结者。

虽使用同样三味药，但用量不一样，方名也是不一样的。

七、厚朴三物汤、厚朴七物汤的比较

厚朴三物汤：大黄、枳实、厚朴
厚朴七物汤：大黄、枳实、厚朴、桂枝、甘草、大枣、生姜

厚朴七物汤是在厚朴三物汤的基础上加桂枝、甘草、大枣、生姜，从方药组成可以推断此方治疗的病证应为太阳表证误下而成阳明里实，表证未除，里证已结，故出现表里同病，治以解表通里。

以上方证对比提示我们：有时疾病并非单纯的表证，也非单纯的里证，可能表里同病，可考虑通过合方治疗疑难杂症。

八、大黄附子汤

大黄附子汤为温下剂。

【方药组成】大黄、附子、细辛。

【煎服法】以水五升，煮取二升，分温三服。若强人，煮取二升半，分温三服。

【功效】温里散寒，通便止痛。

【主治】寒积里实证。腹痛便秘，胁下偏痛，发热，手足厥冷；舌苔白腻，脉弦紧。

张景岳提出大黄附子汤中有四维，其中两维是大黄和附子，都是将军。此方是苦寒的大黄和温燥的附子一起使用，因其里有寒实，故用大黄来泄里实，但大黄性寒，故用附子来制约大黄的寒性。

九、麻子仁丸

麻子仁丸为润下剂。

【方药组成】麻子仁、杏仁、芍药、大黄、厚朴、枳实。

【功效】润肠泄热，行气通便。

【主治】胃肠燥热、脾约便秘证。

郝万山教授曾用"二仁一芍小承气"来让大家快速记忆麻子仁丸的组成，二仁为麻子仁、杏仁，一者润肠，一者开宣肺气，肺与大肠相表里，使肺气得宣、腑气得通，加之小承气汤泻下通便，可用于治疗胃肠燥热、脾约便秘证。

十、大黄牡丹皮汤

【方药组成】大黄、牡丹皮、桃仁、冬瓜子、芒硝。

【煎服法】水煎服。

【功效】解毒消痈，活血逐瘀。

【主治】肠痈初起，右少腹疼痛拒按，甚则局部有痞块，小便自调，时时发热，自汗出，复恶寒，或右足屈而不伸，脉滑数。

大黄牡丹皮汤证是因湿热郁积肠内，气血凝聚，以致瘀热郁结不散，故见少腹疼痛，局部肿痞，湿热内结。因六腑以通为用，治宜泄热破瘀、散结消肿。方中大黄荡涤瘀热，泻肠中湿热瘀结之毒；芒硝软坚散结；桃仁、牡丹皮凉血散血，破血祛瘀；冬瓜子清湿热、排脓，散结消痈。此方主要用于治疗肠痈，但临床上若有腹部炎症，可酌加金银花、蒲公英、败酱草等。此方还可加减治疗诸多炎症性疾患，例如：①局限性腹膜炎，如慢性阑尾炎；②泌尿系炎症，如前列腺炎、睾丸炎、附睾炎；③肛周炎；④子宫及附件炎。

以下是我经手的大黄牡丹皮汤医案：

段某，男，40岁，少腹及会阴深部隐隐作痛，痛连外生殖器及睾丸，小便不利，淋浊，大小便时疼痛加剧。诊为前列腺炎，予大黄牡丹皮汤加金银花15克、赤芍15克，3剂，水煎服。患者服后疼痛减轻，大便稀薄，便时已无痛感。再以上方加石菖蒲10克、车前草15克。患者服后小便利，淋浊止，诸痛基本消失，调理而愈。

十一、大黄硝石汤

【方药组成】大黄、芒硝、黄柏、栀子。

【煎服法】先煎煮大黄、黄柏、栀子三味，药成后入芒硝，顿服，以下为度。

【主治】身热发黄、小便涩赤、大便难、心胸结痛、懊恼而口燥、苔黄、脉滑实者；黄疸腹满或痛，便干溲赤，舌红鼻燥，脉沉滑数，潮热或谵语者。

临床上若遇到阳明有湿、有热造成的黄，甚至可以没有黄疸，只要属于阳明的湿热证，辨证准确，也可以用此方来治疗。

栀子大黄汤证、大黄硝石汤证、茵陈蒿汤证、栀子柏皮汤证的比较

《本经疏证》中有：

栀子大黄汤证：经证多而腑证少。

大黄硝石汤证：经证少而腑证多。

茵陈蒿汤证：有腑证而无经证。

栀子柏皮汤证：有经证而无腑证。

此四证皆标见于阳明。阳明者，有在经、在腑之分：发热、汗出、懊恼，皆经证也；腹满、小便不利，皆腑证也。

十二、吴鞠通对承气汤的发展

温病大家吴鞠通针对温邪易化燥伤阴的特点，在继承《伤寒论》下法的基础上，针对兼证、脏腑虚实、病位上下的不同，创制了攻下兼开窍、宣肺、导赤、增液、扶正、化瘀的数个承气方剂，以不同下法治疗阳明温病，丰富了下法的内容。这些方剂如今在临床各科中都有广泛的运用，例如：

（1）牛黄承气汤：在通下的基础上有开窍的作用。组成：大黄加安宫牛黄丸。主治阳明温病热入心包的阳明腑实证，症见身热神昏谵语，舌黄，便秘。对于脑外伤引发的阳明腑实证，可考虑使用。

（2）宣白承气汤："白"字有两重意思，一者指"肺"，一者指"白虎汤"（方中加石膏）。此方用生石膏代表有阳明经证，用生大黄代表有阳明腑证，瓜蒌皮化痰清热、宽胸理气，杏仁有宣肺、化痰、止咳、润肠之效，全方共奏宣化通下之功。

（3）导赤承气汤：由生大黄、芒硝、赤芍、黄连、黄柏、细生地组成。心与小肠相表里，心热过亢会下移小肠。热到小肠，一方面可以通过大肠走，另一方面可以通过三焦、膀胱走。此方使热邪从二便出，具有导赤通下的作用。

（4）新加黄龙汤：由调胃承气汤加增液汤及当归、人参、海参、姜汁而成，可泄热通便、益气养阴。

（5）增液承气汤：由增液汤加大黄、芒硝而成，主治热劫阴亏、燥湿不解，水可行舟，大肠有足够的水分，大便就能往下走。阳明热盛伤阴，可用此方。

（6）桃仁承气汤：由大黄、芒硝、桃仁、牡丹皮、赤芍、当归组成，可起到化瘀通下的作用。

十三、承气汤使用注意事项

（1）对年老体弱，孕期、产后或正值经期，病后伤津或亡血者，应慎用或禁用，必要时宜配伍补益扶正之品。

（2）泻下剂易伤胃气，使用时应见效即止，慎勿过剂。

（3）服药期间应注意调整饮食，少食或忌食油腻或不易消化食物，以免重伤胃气。

十四、结语

　　张仲景的大承气汤、小承气汤、调胃承气汤、厚朴三物汤、厚朴七物汤、厚朴大黄汤、麻子仁丸、桃核承气汤、大黄硝石汤及大黄牡丹皮汤为一个系列，以治疗里证为主，拓展后表里同治，或兼活血，或兼解表，或兼清利湿热。吴鞠通在此10条方基础上衍生出牛黄承气汤、宣白承气汤、导赤承气汤、新加黄龙汤、增液承气汤及桃仁承气汤6条方，拓宽了承气汤在临床上的应用范围。本文通过剖析和对比，以加深大家对承气汤类方的认识。

（邝继盛整理　赖海标审校）

第五讲

小柴胡汤的临床应用

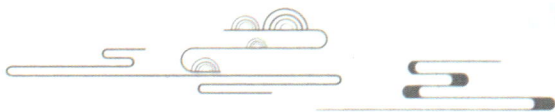

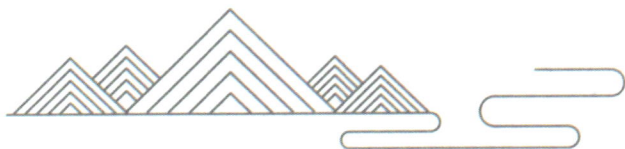

一、引言

日本在 20 世纪 90 年代初发生了小柴胡颗粒事件，起因是人们发现小柴胡颗粒对慢性肝炎治疗有效后便滥用，从而出现 180 多例间质性肺炎患者，其中 20 余例死亡。这是日本汉医主张"废医从药"、不研医理、不重辨证的结果，教训惨重。

二、小柴胡汤等柴胡类方概述

《伤寒论》中的柴胡类方以柴胡为主药，包括大柴胡汤、小柴胡汤、柴胡桂枝汤、柴胡加龙骨牡蛎汤、柴胡桂枝干姜汤、柴胡加芒硝汤、四逆散。另有一条方是柴胡去半夏加瓜蒌汤，没有列入《伤寒论》与《金匮要略》，而是在孙思邈的《千金要方》里，通过王焘的《外台秘要》记载可知。

柴胡类方的临床应用非常广泛，内涵也非常丰富。千百年来，医家不断地注解、理解、演化小柴胡汤，分化出很多方剂。有证可查的小柴胡汤前身是大阴旦汤。大阴旦汤就是在小柴胡汤七味药的基础上加芍药，共八味药。当然，还有小阳旦汤、大阳旦汤、小阴旦汤等。

清代名医柯韵伯认为小柴胡汤是"少阳枢机之剂，和解表里之总方"。他提出少阳处半表半里、半上半下，既有表里之枢，也有虚实之枢，还有寒热之枢。寒热之枢，表里之枢，上下之枢，内涵非常丰富。

清代名医喻嘉言称小柴胡汤为"阴阳两停之方，可从寒热以为进退"。阴阳引发的问题非常多。阴阳是总纲，病位是表里，病性是寒热。此方加姜、桂，则进而从阳，可治寒证。如果加芩、连以退，则从阴变得阴寒。少阳证寒热往来，先寒后热或先热后寒，一会儿寒一会儿热，寒与热差不多。若阳气不足，可能先发寒，寒比热多。如果阴津不足，阴不制阳，可能先发热，热多寒少。寒热往来，并不一定是寒与热相等。若脾胃中焦偏虚寒，就会偏向柴胡桂枝干姜汤证，此时是少阳太阴合病。若阴液不足，则可能先热，此时是少阳阳明合病。

三、《伤寒论》小柴胡汤条文

下面从《伤寒论》原文去看小柴胡汤方证，涉及小柴胡汤的，从第 37 条开始，一直到第 394 条，共有 17 条之多，仅次于大承气汤的 21 条、桂枝汤的 28 条。

桂枝汤是治疗属于表证的太阳中风证（太阳表虚营卫不和）的。大承气汤是治疗属于里证的阳明腑实证的。小柴胡汤则是治疗属于半表半里证的少阳证的。六经病分三阴三阳，《伤寒论》从第 1 条到第 178 条都提及太阳病，有 17 条出现小柴胡汤，其中大部分在太阳病篇，阳明病篇、霍乱病篇也有几条。

《伤寒论》第 37 条首次出现小柴胡汤，是与麻黄汤相鉴别。原文为："太阳病，十日已去，脉浮细而嗜卧者，外已解也。设胸满胁痛者，与小柴胡汤，脉但浮者，与麻黄汤。"病程超过 10 天，"脉浮细"，浮主表，细提示血容量不足，不能充盈血脉。"嗜卧"，提示患者疲惫、乏力。"外已解也"的"外"是指外证、表证。表证经过治疗，可能好转，也可能变证到半表半里。脉细、嗜卧、外已解，说明疾病好转。

太阳病，正邪交争于表，若相争激烈，为伤寒表证；若汗出恶风脉缓，则属于中风，为营卫不和证。体质相对差，则出现小柴胡汤证。正如士兵打仗，打胜仗之后最希望躺在床上休息；医生做手术劳累一天，最希望得到放松。人感冒过后也容易嗜卧。原文中的"设"是假设的意思，假设出现胸满胁痛，可知病位从表传到半表半里，即小柴胡汤证。如果未出现胸满胁痛，脉但浮，说明邪还在表，即使病程过了很多天，仍然要用汗法，方用麻黄汤。

第 96 条非常重要。"伤寒五六日，中风"，出现"往来寒热，胸胁苦满，嘿嘿不欲饮食，心烦喜呕"四大主证。"往来"是指先恶寒后发热，或者先发热再发冷，再恶寒。发热恶寒不一定相等，也不一定时间固定。这与疟证不同，后者是定时的。"胸胁苦满"，很多医家认为"满"通"闷"，应是胸胁苦闷。"嘿嘿不欲饮食"是指纳差。嘿嘿是神情淡漠、精神抑郁的表现。"心烦喜呕"，这里的"心烦"和我们平时所说的心烦不完全等同。心烦现在指心情不好、烦躁，而《伤寒论》里所有的"烦"都有热的意思，即因热致烦，如栀子豉汤证。"喜呕"是恶心欲呕的意思。"或胸中烦而不呕，或渴，或腹中痛，或胁下痞硬，或心下悸、小便不利，或不渴、身有微热，或咳"，发现这七大或然证，也是小柴胡汤主之。

第97条是少阳病小柴胡汤证的病理："血弱气尽腠理开，邪气因入，与正气相搏，结于胁下。正邪分争，往来寒热，休作有时，嘿嘿不欲饮食。脏腑相连，其痛必下，邪高痛下，故使呕也，小柴胡汤主之。服柴胡汤已，渴者，属阳明，以法治之。""血弱气尽"是卫气营血亏虚无力抗邪，邪气已经由表到半表半里。"腠理开"，腠是皮肤，理是肌肉纹理。"邪气因入，与正气相搏，结于胁下"，邪气因此而入，集结在胁下，即半表半里，属于少阳带，也称为柴胡带。"正邪分争"，是正气与邪气，抵抗力与致病因素的抗争。"嘿嘿不欲饮食"，是指无食欲。"其痛必下"，胡希恕先生认为半表半里之证的病位在胁下，即胸胁。"邪高痛下，故使呕也"，邪气在胸胁，位置高，痛点在胃脘、在心下。若出现口渴，则属阳明，应予相应治法。之所以出现口渴，原因一是患者非单纯少阳病，可能是少阳阳明合病，阳明症状没有充分显现，在治疗后，少阳证消失，阳明证就显现了；二是小柴胡汤里柴胡八两，用后汗出，原本虽没有阳明病，但由于发汗过多，疏泄过度，阴津流失，也会出现口渴。正如第16条所言，桂枝汤证之后，若出现变证、坏病，应"观其脉证，知犯何逆，随证治之"。这正是中医学的特点——辨证论治的来源。"随证治之"的个体化处理方案，奠定了中医学辨证论治的基础。

第98条"得病六七日，脉迟浮弱，恶风寒，手足温，医二三下之"，太阳病患者出现了"脉迟浮弱，恶风寒，手足温"，这时被误治，接二连三用下法，导致其不能吃饭，胁下满痛，面目、身黄，颈项强痛或胀痛。"小便难者，与柴胡汤，后必下重"，"后必下重"是指黄疸患者服用小柴胡汤后出现下痢，说明不适用此方，即"本渴，饮水而呕者，柴胡不中与也，食谷者哕"，"哕"意为呕逆，是胃气上逆所致。

第99条"伤寒四五日，身热，恶风，颈项强，胁下满，手足温而渴者，小柴胡汤主之"，身热、恶风，属太阳。颈项两侧属少阳，后背属太阳。"强"是僵硬的意思。胁下满，属少阳。手足温是病理，不是温暖的意思。手足温热而渴，属阳明。这里有太阳、少阳、阳明，可见为三阳合病，治从少阳，既不能解表，也不能通下，只能用和解的方法。这一条文很重要。

第 100 条"伤寒，阳脉涩，阴脉弦"，"涩"指血容量不足，即阴血不足。细脉与涩脉类似，按上去没有力，脉管没有弹性，提示血容量不足。"阳脉"和"阴脉"是什么意思呢？以前讲三部九候，后来简化了。王叔和《脉经》言：寸关尺，寸为阳，尺为阴。胡希恕先生认为，用寸脉、尺脉理解阳脉、阴脉很难解得通。脉轻按在表，属阳；重按在里，属阴。即轻按属阳脉，重按属阴脉。"阳脉涩"指的是轻按脉无力，重按则整条脉如琴弦。太阳脉浮紧，属伤寒；中风则脉浮缓。在此基础上出现了阳脉涩、阴脉弦。"法当腹中急痛，先与小建中汤，不瘥者，小柴胡汤主之"，"急"是指拘急。由于出现腹痛，先用小建中汤，若不能改善，则用小柴胡汤。这一条是提示表里同病的治疗原则。表里同病，先治表或先治里，还是表里同治，这是有基本原则的。若不按此原则治疗就是误治。

太阴虚寒导致腹中急痛，应予小建中汤。小建中汤是将桂枝汤的芍药从三两加到六两，再加饴糖一升，目的是补益脾胃，使脾胃生化有源。我曾诊治一位患者，初诊时其诉容易腹痛，要么腹泻，要么纳差，无鼻塞、咳嗽、发热、发冷等症状，辨证后方用小建中汤。服了一两剂药后，患者出现头痛、咳嗽。我考虑出现这些表证是由于服用小建中汤后，脾胃运化正常，驱邪外出到半表半里，此时已是小柴胡汤证。

请思考一下：出现阳脉涩、阴脉弦、腹中急痛，先予小柴胡汤，不瘥再予小建中汤，是否可行？答案是不行。表里同病，太阳病合并阳明病，不管是阳明经证还是阳明腑证，都要先表后里，先发汗解表，再治疗里证，或者表里同治。如果颠倒治疗顺序，会把表邪引为里证变成复杂病证。太阳太阴并病或者太阳太阴合病，既有表证，又有脾胃虚寒的里证，急当救里。先给小建中汤，充实里气，然后再用小柴胡汤。

第 99 条和第 100 条提出的治病原则是：三阳合病，太阳、阳明、少阳同病，治从少阳；表里同病，如果里证是虚寒的，先处理里证，给小建中汤、黄芪建中汤、当归建中汤都可以，然后再用小柴胡汤。

第 101 条"伤寒中风，有柴胡证，但见一证便是，不必悉具"，"柴胡证"指的是第 96 条四大主证和七个或然证，以及第 263 条的"少阳之为病，口苦，咽干，目眩也"。"但见一证便是，不必悉具"给了我们一个思路：临床所见并非单纯或典型的疾病，抓住主证是关键。如果这个证候基本能引出邪在少阳的病机，就可以果断使用小柴胡汤。

第 104 条，患伤寒十三日，出现"胸胁满而呕，日晡所发潮热"，"日晡"是下午三点到五点，此时证属阳明。"已而微利"，发热之后出现微利，即微微便溏。"此本柴胡证，下之而不得利，今反利者，知医以丸药下之，此非其治也"，提示本来是柴胡证，没有用和法，而是用了下法，是治不得法。"潮热者，实也"，阳明实证，即有形之实，表里同病先服小柴胡汤以解外，后以柴胡加芒硝汤主之。其中芒硝是清热的，尤擅清胃热，如调胃承气汤、大承气汤都有芒硝。

第 123 条提示过经，即离开太阳经，出现"心下温温欲吐"和"胸中痛，大便反溏，腹微满，郁郁微烦。先此时自极吐下者，与调胃承气汤"，大便溏，但腹满、郁郁微烦，用调胃承气汤。若是"但欲呕，胸中痛，微溏"，就不可与，"此非柴胡汤证，以呕故知极吐下也"。这一条主要是用于鉴别诊断。

第 143、145 条"经水适来"，第 144 条"经水适断"，都是表达热入血室。第 144 条"妇人中风七八日，续得寒热，发作有时，经水适断者，此为热入血室"，"血室"是胞宫的意思，"其血必结，故使如疟状"，时发寒热，发作有时，小柴胡汤主之。

第 148 条"伤寒五六日，头汗出，微恶寒，手足冷，心下满，口不欲食，大便硬，脉细者，此为阳微结，必有表，复有里也。脉沉，亦在里也。汗出为阳微"，"阳微结"和"阳微"都是很重要的词。胡希恕先生认为《伤寒论》里所有的"阳"都是指津液，如"此无阳""阳微""阳微结"。"假令纯阴结"，"纯阴结"也是一个很重要的词。"不得复有外证，悉入在里，此为半在里半在外也"，"半在里半在外"更重要，给八纲病位的"表"和"里"加了一个"半表半里"。金元时期，成无己注解《伤寒论》时正式提出"半表半里"这个概念。"脉虽沉紧，不得为少阴病。所以然者，阴不得有汗，今头汗出，故知非少阴也，可与小柴胡汤。设不了了者，得屎而解。"胡希恕先生认为这一条除了给小柴胡汤，也可以给柴胡桂枝干姜汤，就承接了第 147 条的柴胡桂枝干姜汤。"设不了了"，提示好一些了，但没有全好，需大便通，"得屎而解"。

第 149 条"伤寒五六日，呕而发热者，柴胡汤证具，而以他药下之，柴胡证仍在者，复与柴胡汤。此虽已下之，不为逆，必蒸蒸而振，却发热汗出而解"，"呕而发热"，柴胡汤证仍在者，还可以给小柴胡汤，这并不是说误治之后就一定要按别的方法去治疗。"虽已下之，不为逆"，只要有这个证就还可以用小柴胡汤，这就是"有是证用是药，有是证用是方"。"必蒸蒸而振"是指服药之后整个人处于一种比较亢奋的状态，或者是正邪相争，正气占优的状态。如果出现了心下满、硬痛，此为结胸（包括大结胸和小结胸）。水热互结用大陷胸汤，痰热互结用小陷胸汤。如果没有硬痛，只是心下痞满、胀满，"柴胡不中与之，宜半夏泻心汤"。半夏泻心汤是治疗痞证的专药。这一条提示误治之后，如果旧证还在，仍要按旧证用药。如果旧证不在，出现结胸或痞证，就要按新证用药。

第 229 条"阳明病，发潮热，大便溏，小便自可，胸胁满不去者，与小柴胡汤"，虽然是阳明病，但出现大便溏烂，如果小便自可，没有涩痛，表现为"胸胁满不去"，此时可给小柴胡汤。阳明少阳合病，治以小柴胡汤。

第 230 条"阳明病，胁下硬满，不大便而呕，舌上白胎者，可与小柴胡汤。上焦得通，津液得下，胃气因和，身濈然汗出而解"，如果阳明病中同时存在胁下硬满，说明合并少阳；不大便而呕，属于阳明，舌上有白苔，说明没有化热（黄苔），为少阳阳明合病，但阳明表现不明显，治疗应予小柴胡汤，而不是承气汤。治疗后"上焦得通，津液得下，胃气因和，身濈然汗出而解"，强调少阳阳明合病，若不是以阳明为主，则治从少阳，用和解的方法，予小柴胡汤。

第 231 条"阳明中风，脉弦浮大而短气，腹都满，胁下及心痛，久按之气不通"，要理解"都满"应从古人对腹部的划分说起，上面是大腹，肚脐下面是小腹，两侧是少腹，"都满"是指整个腹胀满。

伤寒治愈后再次发热，小柴胡汤主之。"脉浮者，以汗解之；脉沉实者，以下解之"，这是治疗方法。表证脉浮，用解表的方法；脉很沉、实，采取通下治疗。反复发热，则用小柴胡汤。

小结：

小柴胡汤证，"但见一证便是，不必悉具"。

出现太阳病，脉浮细、嗜卧，而胸胁满痛，提示外证已去，血弱气尽腠理开，邪气因入，用小柴胡汤。

身热恶风，颈项强，胁下满，手足温而渴，当是三阳合病，治在少阳。

妇人热入血室，经水适来、经水适断，往来寒热，胸胁满，用小柴胡汤。第 143、144、145 条是阐述妇女来月经之前、之后合并有外感，用小柴胡汤。发潮热，大便溏，小便自可，胸胁满不去者，有阳明少阳，治从少阳，用小柴胡汤。

四、小柴胡汤方解

小柴胡汤组成共七味药，柴胡是半斤（古时一斤是十六两，半斤是八两），半夏是半升，大枣是十二枚，剩下四味药全部是三两。上七味以水一斗二升（也就是十二升），煮取六升（减一半，剩下六升），去滓再取三升（把渣倒出来，将剩下的六升药液再煮，浓缩成三升）。在《伤寒论》里还有几条方也是这样处理的，如大柴胡汤、柴胡桂枝干姜汤。

小柴胡汤有三组药。第一组的柴胡为君药，解半表半里偏表之邪，可治少阳经证；黄芩清半表半里偏里之热，清胆腑之热，适合胆气不能疏解，郁而化火，出现口苦、咽干、目眩、耳鸣者，可治少阳腑证。柴胡配黄芩能清解邪气，一个往表走解表，一个往里走清热，共起和解作用。第二组是扶持正气、益气生津的。因为邪气突破表层，到半表半里了，此时正气不足，故用人参、甘草、大枣益胃生津。第三组是降逆止呕的。半夏和生姜是小半夏汤，生姜和胃止呕，又能走表，配合柴胡散表邪。

临证可根据小柴胡汤证的七个或然证加减用药。若胸中烦而不呕，去半夏、人参，加瓜蒌实一枚。胸中烦，提示有热。半夏止呕、燥，病人不呕，而且很烦热，故把温燥的半夏去掉。若渴，去半夏，加人参合成四两半（之前是三两）。凡治口渴张仲景都用人参，如白虎加人参汤，因为人参是益气养阴的，又偏凉。若腹中痛，去黄芩，加芍药。因为腹中痛提示阴寒，所以把寒凉的黄芩去掉，加芍药缓急止痛。若胁下痞硬，去大枣，加牡蛎，大枣甘壅，牡蛎散结。若心下悸，小便不利，把寒凉的黄芩去掉，加茯苓利水。若不渴，外有微热，或者身有微热，去人参，加桂枝走表，解肌解表，要温服微汗。若咳，去人参、大枣、生姜，加五味子半升、干姜二两，此时咳嗽是由于肺内有寒饮。

柴胡用量

小柴胡汤中柴胡八两，用到八两的还有大柴胡汤、柴胡桂枝干姜汤、柴胡去半夏加瓜蒌汤。此方以大量柴胡治疗往来寒热、胸胁苦满，因为柴胡能疏泄、走表。柴胡加龙骨牡蛎汤、柴胡桂枝汤用柴胡四两，此时柴胡能疏肝理气行气。柴胡用二两十六铢的只有柴胡加芒硝汤，少量柴胡可用于治疗胸胁满，此证为"胸胁满而呕，日晡所发潮热"，在半表半里少阳证的基础上有轻微的阳明经热，故加少量芒硝。柴胡也能升阳举陷，但用量更少，如补中益气汤、逍遥散、四逆散、柴胡疏肝散。

少阳病实质

《中医诊断学》（上海科学技术出版社1985年版）对少阳病半表半里的表述是：病变既非完全在表，又未完全入里，病位处于表里进退变化之中，以寒热往来等为主要表现。

喻嘉言认为小柴胡汤证是阴阳两停，既非完全在表，又未完全入里，病位处于表里进退变化之中，可能偏表，也可能偏里。

表和里的中间是半表半里。伤寒六七日，或者痊愈，或者传变入里。如果是三阳合病，也有两种趋势，或者从表解，或者入里。也可能邪气往两边走，先有表再有里，或者先有里再有表。还可能从里往外传。

胡希恕先生以八纲来解读六经，认为六经就是八纲，是表里寒热虚实。刘渡舟先生则认为六经是经络加脏腑。太阳病是表阳，少阴病是表阴，少阳病是半表半里的阳证，厥阴病是半表半里的阴证，阳明病是里阳证，太阴病是里阴证。其中争议最大的是少阴是不是表阴。《中医内科学》(中国中医药出版社2021年版)对少阴病的表述是：指心肾阴阳俱虚，而且以阳虚为主的一组机能低下的证候群。胡希恕先生对少阴是表阴的说法存疑。那厥阴病是不是半表半里的阴证呢？这也是有争议的。

总体来说，少阳病的病性是偏实的，但已经表虚，"血弱气尽腠理开，邪气因入，与正气相搏，结于胁下"就是这个意思，因此用人参、甘草、大枣来益气益胃养阴，补充正气。这不是单纯的实，也不是单纯的虚。少阳病是往来寒热，就是一会儿热一会儿寒。寒与热差不了太多，阳盛时热多点，阴盛时发冷多一点。少阳病是可以夹杂气血津液不足的，当然也可以夹杂邪实。

五、小柴胡汤证的证候分类

小柴胡汤证的证候类别有：第一，表证往来寒热、胸胁苦满，里证纳差、喜呕，半表半里证口苦、咽干、目眩；第二，脉弦；第三，精神症状，神情淡漠、心烦。也有其他分类方法，例如：第一，少阳经证，如胸胁苦满、往来寒热；第二，消化道症状，如纳差；第三，精神症状。

（1）"口苦"症状。

胡希恕和冯世纶先生认为，辨证重在症状反应，依据少阳之位病口苦、咽干，把口苦放第一位。刘渡舟先生认为，见到口苦一证，必用柴胡类方。日本医家汤本求真在《皇汉医学》里指出，咽干、目眩二证，非少阳病亦有之，难为准据，唯口苦一证，无所疑似，可为确征。以口苦为主目标，以咽干、目眩为副目标，可肯定为少阳病。以上医家都是以口苦作为少阳病的主证之一，这也符合"有柴胡证，但见一证便是，不必悉具"之说。刘渡舟先生曾诊治一名女性患者，口苦经年，此外并无他症，其认为这是胆火上炎的反应，是少阳小柴胡证的主证，于是抓住这个主证，用小柴胡汤原方，患者服药三个星期便痊愈。我曾诊治一名患者，腹痛20余年，只要吃早餐就腹痛，痛到伏案，但持续几分钟就不痛了，中餐、晚餐均不会引起腹痛，没有别的症状，各种检查未见异常，晨起有一点口苦。我抓住口苦、腹痛症状，用了小柴胡汤加芍药，患者服药后再无吃早餐时腹痛的情况发生。

（2）"往来寒热，胸胁苦满，嘿嘿不欲饮食，心烦喜呕"证候群。

邪热郁于半表半里，正邪相争，故有往来寒热。寒热有定时为疟，无定时为往来寒热。日本医家吉益东洞在《药征》中提到，柴胡最主要的功效是治疗胸胁苦满，其次是治疗往来寒热。《皇汉医学》中有一则医案：

男子30岁，伤寒病后四肢逆冷、挛急而怕冷，脉沉微，欲毙。前医予参附剂无效。来诊时因其胸胁苦满，予小柴胡汤。患者服用二三剂后，脉很快可以触及，服二十余剂痊愈。

此案辨证虽没有口苦，但有胸胁苦满一证。其他症状如四肢逆冷、挛急怕冷，与少阳没有关系，前医按虚寒或者少阴、太阴、厥阴治疗，均无效。少阳证的临床特点是与上部诸孔窍密切相关。邪热郁在半表半里，因属热、阳证，故邪气只能往上涌，这些症状多在上半身，即口苦、咽干、目眩、耳聋耳痛，甚至有眼部症状，不能发汗解表，不能吐下。如果是半表半里邪气，属于虚、寒证，邪气就会往下走，就是厥阴病，半表半里的阴证。

（3）"脉弦"症状。

脉弦一般属于少阳证。若营阴不足，则脉弦细；若有痰饮水湿，则脉弦滑；若有寒，则脉沉弦。

为何百病多牵杂少阳证？这是由于少阳病在半表半里、在半上半下之间，病性寒热虚实都可以看到，只是比例不同。病势是气机升降出入的枢纽，不仅是三阳之枢，也是整个阴阳之枢。因此小柴胡汤证的病变特点会出现在各种疾病中。

郝万山教授以经络、脏腑来解六经，认为少阳病容易经腑同病，如往来寒热、胸胁苦满，又合并有口苦、咽干。胆属于木，肝也属于木，胆属于甲木，属于阳木，肝属于阴木，属于乙木，主疏泄，如果气郁疏泄不畅，很容易化火，还容易合并太阳、阳明、太阴，如少阳太阳合病柴胡桂枝汤证、少阳阳明合病柴胡加芒硝汤证、少阳太阴合病柴胡桂枝干姜汤证。另外，小柴胡汤证易生寒饮。小柴胡汤可和解枢机，调畅气机。若阳气不足，则可能夹寒，还可能夹痰，如三泻心汤证、半夏泻心汤证、甘草泻心汤证、生姜泻心汤证。朱丹溪的越鞠丸治疗六郁，就是从气、血、痰、实、郁、火六个方面入手。

六、小柴胡汤的临床应用

第一个功效是扶正祛邪，驱邪外出。

第二个功效是和解表里，清解半表半里，调和脾胃、疏利肝胆，调节人体气机升降出入，增强透邪外出的能力，预防邪陷太阴。

第三个功效是益胃养阴、和胃止呕。少阳病是喜呕，单纯益胃养阴还不行，需要和胃降逆。小柴胡汤在《神农本草经》里的描述是主心腹肠胃间结气、饮食积聚、寒热邪气，可推陈致新。

七、小柴胡汤临床常用加减方

第一个加减方是胡希恕先生最推崇的小柴胡加石膏，主治诸多热性病。治阳明经证，可用石膏。加知母也可以，如小柴胡加知母。小柴胡加石膏有两个版本，小柴胡本为阴阳两停之剂，加桂、姜而从阳，加芩、连而从阴。李建明教授用小柴胡加石膏、羌活、升麻，或合白虎汤。合并有咳嗽，痰多、黄稠的，加桔梗、桑白皮、贝母、芦根、白茅根，或合麻杏甘石汤。

第二个加减方是小柴胡加芍药，可治第二个或然证，若腹中痛，去黄芩，加芍药，芍药是缓急止痛的。

第三个加减方是加桔梗，就是桔梗甘草汤，治疗咽喉肿痛效果非常好。偏热则将炙甘草改为生甘草，若口干舌燥再加石膏。

第四个加减方是加橘皮，橘皮能下气、止咳、化痰、消食。

八、小柴胡汤合方

小柴胡汤合方非常多。治少阳太阴合病，予柴胡桂枝干姜汤；治少阳阳明合病，予柴胡加芒硝汤、大柴胡汤等；如果有表虚，予柴胡桂枝汤。少阳是邪气进入半表半里了，血弱气尽腠理开，表已失守。还有小柴胡汤与葛根汤合方，葛根汤的基础是桂枝汤，加少量麻黄，再加葛根。很少有小柴胡汤与麻黄汤合方、小柴胡汤与大青龙汤合方。

小柴胡汤合吴茱萸汤：小柴胡汤证包括心烦喜呕。吴茱萸汤主治食谷者欲呕，这属于阳明证，若干呕、吐涎沫、头痛、肝寒犯胃，也是吴茱萸汤所主。故在小柴胡汤证的基础上，阳气不足，虚寒致呕，就可予小柴胡汤合吴茱萸汤。

小柴胡汤合桂枝茯苓丸：桂枝茯苓丸五味药是活血祛瘀第一方。黄煌教授使用桂枝茯苓丸出神入化。若阳热明显，则把小柴胡汤换成大柴胡汤。

小四五汤也是小柴胡汤的合方，将小柴胡汤、四物汤、五苓散合到一起，是陈宝田教授在 20 世纪 80 年代首先提出并使用的。小柴胡汤调畅气机，四物汤养血活血，五苓散调节气化，三方合用能调气调血调水。

小柴胡汤合半夏厚朴汤使用频率也较高。半夏厚朴汤可治疗妇人咽中有窬肉。半夏厚朴汤五味药，苏叶可以改为苏梗，也可以改为苏子。苏叶宣肺解表，苏梗宽胸利气，苏子降气化痰，主要是看侧重点。

小柴胡汤合麻杏甘石汤可治疗喘息性肺炎。麻杏甘石汤的使用不必拘泥于无汗，有汗也是可以用的。汗出而喘、无大热者，麻杏甘石汤主之。

柴陷汤是小柴胡汤和小陷胸汤合方，加上黄连、半夏、瓜蒌。柴苓汤是小柴胡汤合五苓散，柴平煎是小柴胡汤合平胃散，柴陈汤是小柴胡汤合二陈汤；还有小柴胡汤合当归芍药散，当归芍药散治血虚水盛，能健脾养血、柔肝疏肝。若为少阳阳明合病，可予小柴胡汤合桂枝茯苓丸或桃核承气汤。若体质偏虚，为少阳太阴合病，则予柴胡桂枝干姜汤。

柴胡伤阴

小柴胡剂是否伤阴是大家较为关注的问题。柴胡主疏泄。凡是疏泄、祛风、行气的药，多会耗伤阴津。升散劫阴之说出自金元时期的张元素。叶天士在《幼科要略》里也有"柴胡劫肝阴、葛根竭胃汁"一说。因此,可将柴胡配芍药,芍药敛阴,柴胡伤阴,如此配伍既能疏泄又能敛阴。

九、结语

我们要正确理解少阳病的实质,包括病因、病性、病位、病势。小柴胡汤证的病因、病机是"血弱气尽腠理开,邪气因入,与正气相搏,结于胁下"。症状是第 96 条的四大主证——"往来寒热,胸胁苦满,嘿嘿不欲饮食,心烦喜呕",以及第 263 条的"少阳之为病,口苦、咽干、目眩也",再加上脉弦。在寒热方面表现为往来寒热。在虚实方面表现为以实为主,也有一些虚。在气血津液方面表现为不足,往往夹杂了一些兼证。百病多兼少阳证是由于少阳位置在半表半里。小柴胡汤诸多合方临床常用,深入领会小柴胡汤,临证时会受益很大。

(叶茂整理　赖海标审校)

第六讲

柴胡类方的临床应用

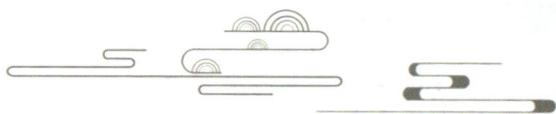

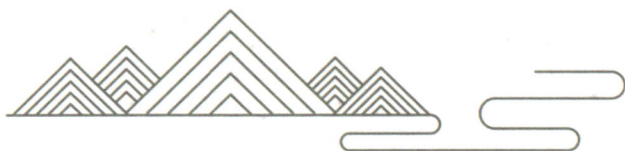

一、引言

刘渡舟先生认为，要想穿过《伤寒论》这一堵墙，必须从方证的大门而入。胡希恕先生认为，辨方证是辨证论治的尖端，应以八纲来解六经、解三阴三阳，先辨病位、辨病性、辨病势，最后落实方证。虽然刘渡舟先生是以脏腑、经络来解六经，胡希恕先生是以八纲来解六经，但是他们都一致认可方证学习的重要性。从方证入手学习中医是比较契合实际的，所以我们要循此法把每条方看懂。

二、柴胡类方概述

柴胡类方，是指以《伤寒论》小柴胡汤为代表、以柴胡为主要药物组成的一类方剂。

《神农本草经》："柴胡，味苦，平。主心腹，去肠胃中结气，饮食积聚，寒热邪气，推陈致新。久服，轻身、明目、益精。"

柴胡，苦，辛平，辛能散，苦能泄。"主心腹"，"心"代表胸胁部，"腹"是腹部。"去肠胃中结气，饮食积聚，寒热邪气，推陈致新"，无论是有形积聚还是无形邪气，柴胡都能治疗，而且能推陈致新。《神农本草经》365味药分上、中、下三品，推陈致新的只有大黄和柴胡这两味药。大黄是祛有形之邪，柴胡偏向于祛无形之邪。如果把柴胡和大黄放到一起，祛邪力度很大，如大柴胡汤、柴胡加龙骨牡蛎汤。关于"久服，轻身、明目、益精"，不能当真，首先要对证，其次任何药都不能长期吃。

三、少阳病

（一）证候

《伤寒论》第96条："往来寒热，胸胁苦满，嘿嘿不欲饮食，心烦喜呕。""或胸中烦而不呕，或渴，或腹中痛，或胁下痞硬，或心下悸、小便不利，或不渴、身有微热，或咳者。"

《伤寒论》第263条："口苦，咽干，目眩。"

现以小柴胡汤证分析少阳病的证候。《伤寒论》里出现小柴胡汤的条文共17条，关于少阳病的证候，最重要的是第96条。"伤寒五六日，中风"，容易传变之证，若不治愈，就会传变。《伤寒论》里"五六日""六七日"都提示邪气要传变。"往来寒热，胸胁苦满，嘿嘿不欲饮食，心烦喜呕"，这是小柴胡汤证四大主证，加上第263条"口苦，咽干，目眩"，就是小柴胡汤证七大证，还有七个或然证——"或胸中烦而不呕，或渴，或腹中痛，或胁下痞硬，或心下悸、小便不利，或不渴、身有微热，或咳"。

少阳病为什么会有这么多或然证呢？原因是：病位方面，它是在枢纽，在表里之间；病机方面，它有寒、热、虚、实；病势方面，少阳是三阳之枢，是从太阳到少阳再到阳明或者从阳明出来再进入太阳的枢纽。

（二）特点

少阳处半表半里，主枢，是人体气机出入升降的枢纽。郝万山教授归纳了少阳证的四大特点：第一，少阳经腑证并见。第二，易气郁化火。气郁得厉害就容易化火。第三，易生水、生痰、生饮。第四，易兼太阳、阳明、太阴以及心胆不宁。少阳处在半表半里，有可能太阳表证还没好，少阳证就来了，那就是太阳少阳合病。外邪往里传，要看病人的体质，体质好、中气足，易传化为阳明病；太阴虚寒，易演化成太阴病。所以说实则阳明、虚则太阴。少阳是枢纽，可和解枢机，气行则血行，气为血之帅，血为气之母，如果少阳枢机不利，脏腑都会受到不同程度的影响。如果是痰热扰乱心神，就会出现烦躁，胆运气机不畅，导致脏腑的生化功能变弱，心血不足，进而导致心悸、怔忡，心神不宁，出现"嘿嘿不欲饮食、心烦"。

（三）治疗原则

少阳病的治疗原则是和解。中医有八大治法——汗、吐、下、和、温、清、消、补，其中的和法是和解少阳，宣达枢机，调畅气血。小柴胡汤不是只能治疗少阳病，其主治范围很广，如三阳合病以少阳为主，太阳少阳合病以少阳为主，少阳阳明合病以少阳为主。少阳病，如果是半表半里的阳证，可用小柴胡汤。

《伤寒论》第229条："阳明病，发潮热，大便溏，小便自可，胸胁满不去者，与小柴胡汤"，里面有大便溏。第230条："阳明病，胁下硬满，不大便而呕，舌上白苔者，可与小柴胡汤"，里面是不大便。可见小柴胡汤不仅可以治疗大便溏，也可以治疗不大便，关键看病机，不能只看某个症状。

四、大柴胡汤

（一）《伤寒论》相关条文

《伤寒论》第103条："太阳病，过经十余日，反二三下之，后四五日，柴胡证仍在者，先与小柴胡汤；呕不止，心下急，郁郁微烦者，为未解也，与大柴胡汤，下之则愈。"

《伤寒论》第136条："伤寒十余日，热结在里，复往来寒热者，与大柴胡汤。"

《伤寒论》第165条："伤寒发热，汗出不解，心中痞硬，呕吐而下利者，大柴胡汤主之。"

《伤寒论》有关大柴胡汤的条文共三条，即第103、136、165条。第103条"太阳病，过经十余日"，"过"是离开，太阳病持续了五六日就要传变，离开太阳经十多天，传到哪了呢？"反二三下之"，"反"是不对的意思。"后四五日，柴胡证仍在者，先与小柴胡汤"，说明过经到了少阳，邪气还留在少阳。"先与小柴胡汤"，可见虽然误治了，但邪气在少阳，故仍用小柴胡汤。此处体现了"有是证用是方"。若出现"呕不止，心下急，郁郁微烦"，"呕不止"提示呕得厉害，与小柴胡汤证的"喜呕"有程度上的区别。小柴胡汤证七大证没有"心下急"，"心下"指剑突下三角区，胃脘部胀闷不舒服。"未解也，与大柴胡汤，下之则愈"，提示先给小柴胡汤，如果效果不好又出现这些症状，再给大柴胡汤。第136条"热结在里"不是症状，而是病机，提示这是里证。"复往来寒热"，说明既有里证又有半表半里证，提示少阳阳明合病，故用大柴胡汤。第165条"伤寒发热，汗出不解"，伤寒发热可用汗法，然而汗后未解，说明不是单纯的太阳病，存在合病。"心中痞硬"，同时伴有"呕吐而下利"，下利多是太阴病，但不完全等同，如葛根芩连汤证、黄芩汤证、大柴胡汤证等，此时应据第103条"与大柴胡汤，下之则愈"。

通过以上条文可以总结《伤寒论》里方剂的推荐级别，共分三个层级：首先是"下之则愈"，充分肯定；其次是"主之"，优先用；最后是"与"或"可与"，考虑给予。

（二）辨证要点

大柴胡汤证就是小柴胡汤证加上呕不止、心下急、郁郁微烦，大便秘结，或热结旁流，舌红苔黄微燥，脉沉弦有力。

凡外感发热、胁痛、胃痛、腹痛、呕吐等症，若其病位关联少阳阳明，病性属于实热郁滞，均能酌情选用此方。

问题一：大柴胡汤有无大黄？

关于大柴胡汤有无大黄，历来都存在争议，这也是确定此方证治的要点。

目前多数人认为有大黄，就连王叔和也在方后注曰："若不用大黄，恐不名大柴胡汤。"《金匮玉函经》中此方有大黄二两，煎服法中也有"一方无大黄，然不加，不得名大柴胡汤也"。孙思邈的《千金要方》《千金翼方》以及葛洪的《肘后备急方》、王焘的《外台秘要》等书均有此内容。宋代林亿等人在校订《伤寒论》时，也在方后注曰："一方加大黄二两，若不加，恐不为大柴胡汤。"许叔微则说："大柴胡汤，一方无大黄，一方有大黄。"

患者如果是阳明腑实里热盛，则应该加大黄，否则可不加。原方中大黄用二两；大黄可以同煎，也可以后下，后下药效峻猛，通便力强。可见，临证时是否使用大黄及其用法是根据阳明里结程度而定。

问题二：大柴胡汤有无加减法？

小柴胡汤加减法非常多，但《伤寒论》中大柴胡汤无加减法。

清代罗美《古今名医方论》大柴胡汤条后独引柯韵伯之注："大、小柴胡，俱是两解表里之剂，大柴胡主下，小柴胡主和。和无定体，故小柴胡除柴胡、甘草外，皆可进退；下有定局，故大柴胡无加减法也。"

小柴胡汤证有七个或然证，处少阳，在半表半里，加减法很多。大柴胡汤证从少阳往阳明走，是少阳阳明合病，这个时候已下定论，没有太多加减空间，但不等于临证时不能加减。

问题三：大柴胡汤有哪些主治证型？

关于大柴胡汤证与小柴胡汤证的区别，各家说法不一。例如：小柴胡汤主治少阳轻证，大柴胡汤主治少阳重证。小柴胡汤主治少阳经证，偏外证；大柴胡汤主治少阳腑证，以少阳胆腑为主。小柴胡汤主治少阳病，大柴胡汤主治少阳阳明合病。这些说法都是站在不同角度进行分析的。

问题四：是否要以大便秘结作为辨证要点？

《伤寒论》第 165 条有下利反无便秘，可见大黄之用在泄热而非通便。张仲景用大黄攻下通便多有"大剂、生用、后下"的特点，大柴胡汤中大黄既非大剂，也不后下，显然不是用于攻下。临床上若大便干结可用生大黄，量可偏大；无便秘者，则应量小，可用制大黄。

现代药理研究表明，大黄含鞣酸，有收敛止泻作用。久煎则其具泻下作用的蒽醌苷被破坏，而鞣酸未被破坏，此时发挥的仍是止泻作用。前人也有用大黄久煎治痢的经验。

大柴胡汤证不一定有大便秘结，若有可以后下大黄。诊病时应嘱咐患者，一旦大便转烂马上改同煎，如果同煎大便也不成形，应该减量或不用。要注意个体化差异。症见《伤寒论》第 165 条呕吐并下利，可以用大黄。

大黄的煎法：

同煎：以泄热为主，作用部位在足阳明胃。

后下：以通腑为主，作用部位在手阳明大肠经。

不煎：清热止血，作用部位在头部诸窍。

问题五：何为"按之心下满痛"？

这是古代医学的腹诊法。心下，为剑突下三角区。小三角仅限在剑突下，即心窝；大三角则可至两肋弓下，即整个上腹部。按之心下满痛，指剑突下或上腹部有明显的压痛，医生指尖也有明显的抵抗感，而且局部有胀满。这是大柴胡汤证的重要客观指征。

四诊包括望、闻、问、切，临床中切诊往往只剩下脉诊，其实切诊范围很大，例如患者肌肤冷还是暖？湿滑还是干燥？是否有浮肿？同时也要重视腹诊。

问题六：大小柴胡汤证如何鉴别？

小柴胡汤证的特点：

表证：往来寒热、胸胁苦满。

里证：纳差、喜呕。

半表半里证：口苦、咽干、目眩。

精神症状：神情淡漠、心烦。

大柴胡汤证的特点：

小柴胡汤证的基本特点加呕不止等。

腹诊：心下急；心中痞硬；按之心下硬满。

问题七：与大柴胡汤证相对应的方证有哪些？

《伤寒论》里的经方常有对应，例如柴胡类方，几乎都是阴阳相对。《伤寒论》里的经方命名也有对应，如大小柴胡、大小半夏、大小承气、大小建中、大小陷胸。

柴胡桂枝干姜汤证是少阳太阴，大柴胡汤证是从少阳往阳明。乌梅丸证是寒热错杂，上热下寒，上实下虚；大柴胡汤证是上热下也热，上实下也实。

问题八：与小柴胡汤相比，大柴胡汤为什么去甘草不去大枣？

甘草：甘缓

大枣：甘壅

大柴胡汤证是少阳阳明合病，病人体质实。因为不虚，所以去人参。因为有积聚，所以去甘草。去甘草不去大枣是因为甘草甘缓、向下，抑制胃肠动力，会加重"呕不止"。半夏和生姜是小半夏汤，和胃止呕，气机向下。整个大柴胡汤气机是向下的，把邪气往下引，由阳明祛邪，当然也和解少阳。

（三）常用加味与合方

大柴胡汤有很多加味和合方。例如，里热明显，加石膏汤；大便不通，加芒硝；有血瘀，合桃核承气汤或桂枝茯苓丸；有肠痈，合大黄牡丹皮汤；有小便不利，合五苓散；小便不利又有热，合猪苓汤。

现代临床证治以此方加减化裁，可治流行性感冒、肝炎、胆囊炎、胆石、急慢性胰腺炎、腹膜炎等疾病，病机属少阳郁热兼阳明里实者。其中尤以胰腺炎、胆囊炎疗效最佳，体现了中医"六腑以通为用""通则不痛"的理论特色。

五、柴胡桂枝汤

（一）《伤寒论》等经典文献相关条文

《伤寒论》第146条："伤寒六七日，发热，微恶寒，支节烦疼，微呕，心下支结，外证未去者，柴胡桂枝汤主之。"

《外台秘要》："治心腹卒中痛者。"

《脉经》："发汗多，亡阳谵语者，不可下，与柴胡桂枝汤，和其荣卫，以通津液，后自愈。"

柴胡桂枝汤证是太阳少阳合病。这个经的病还没好，又传入另一个经，就叫并病；两个经的病同时出现，就叫合病。事实上很难分清并病与合病。《伤寒论》第146条"发热，微恶寒"指有点怕冷，这与麻黄汤证的恶寒不同，后者是盖被子都觉得冷。"支节烦疼"，"支"通"肢"，四肢骨节烦痛。"微呕"，小柴胡汤证是喜呕；大柴胡汤证是呕不止，微微胃气上逆。"心下支结"，胡希恕先生认为这个"支"相当于树枝的枝，往旁边走。"心下"指心下两侧，胸胁部位。"外证未去"，说明有外证，即太阳表证，虽然传到少阳，但是外证还没有完全消失。

（二）组方

【组成与用法】柴胡四两，黄芩、人参、芍药、桂枝、生姜（切）各一两半，甘草（炙）一两，半夏（洗）二合半，大枣（擘）六枚。上九味，以水七升，煮取三升，去滓，温服一升。

柴胡桂枝汤，也称柴胡桂枝各半汤。小柴胡汤的柴胡用了半斤，这里的柴胡用了四两，黄芩、人参、芍药、桂枝都只用了一两半，用量很轻。

为何不称桂枝柴胡汤？

清代吴谦《医宗金鉴》："不名桂枝柴胡汤者，以太阳外证虽未去，而病机已见于少阳里也，故以柴胡冠桂枝之上，意在解少阳为主，而散太阳为兼也。"

太阳外证虽然没有完全消除，但是病机已经进入少阳，所以叫柴胡桂枝汤，意在解少阳为主、散太阳为兼。虽然是太阳少阳同病，但是以少阳为主、以太阳为次。既有小柴胡汤证，也有桂枝汤证，但是以小柴胡汤证为主，所以叫柴胡桂枝各半汤。"各半"不是指病机，而是指药量。

（三）辨证要点

1. 外感发热

小儿老人虚热汗不出，可加荆芥、防风，发汗而不伤津液；体格强壮者汗不出，可酌加麻黄、羌活。高烧伴见口干口渴，可加生石膏（陶弘景的柴葛解肌汤即有此意）。伴腹泻，可加葛根。葛根升清止泻，量大亦能退热，入夏可酌加香薷。小儿高烧不退，伴有夜里惊啼，可加钩藤、青蒿、蝉蜕，退热定惊。

治疗虚人外感发热，汗不出可加荆芥、防风，其发汗之力不如麻黄般峻猛，是温和的辛温解表药，发汗而不伤津液。体格强壮可加麻黄。热在上半部分加羌活，热在下半部分加独活。高热可加石膏，此时为三阳合病。陶弘景的柴葛解肌汤有经方的影子，方中的柴胡、葛根、石膏分别治疗三阳，里面也有白芷、甘草等。腹泻可加葛根，生阳又解渴、解表。

2. 耳鸣

外感会引发咽鼓管充血水肿而出现耳鸣、耳闭塞感，只要见到柴胡桂枝汤证，就可用该方加味消除感冒，耳鸣、耳闭塞感即能减轻或消失。

耳闭塞感严重，加细辛、葛根、川芎，活血开窍散寒。

如有咽喉痛，加桔梗、射干，清热利咽。

方中的小柴胡汤可以治疗头部诸窍的疾病，包括口苦、咽干、目眩、耳鸣、耳聋，也可以治疗外感引起的内膜水肿等，再配合使用其他药。

3. 头痛

外感风邪会引发后项颞部及前额头痛。方中用小柴胡汤开枢机，使风邪向外传输；用桂枝汤从太阳驱除风邪，则头痛自愈。

4. 荨麻疹

治皮肤瘙痒者，偏风寒，多合用荆芥、防风、蝉蜕、枳壳；偏风热，多合用薄荷、连翘；寒热混杂，荆芥、防风、蝉蜕、枳壳、薄荷、连翘酌情同用。

5. 过敏性鼻炎

过敏性鼻炎多见于小青龙汤证、麻黄细辛附子汤证、葛根汤证、当归四逆汤证等，亦见于寒热错杂的柴胡桂枝汤证，可根据寒热轻重调整柴胡桂枝汤中寒热药比例。

有柴胡桂枝汤证的过敏性鼻炎患者，多见于体瘦面白的桂枝体质，伴有口苦、易寒易热、不欲饮食、烦躁、鼻涕黄白相间等，或者见于体瘦面黄的小柴胡体质，见自汗恶风、鼻塞流清涕等症状，可酌加白芷、细辛、辛夷花等通窍药。伴发热，可加重柴胡、黄芩分量。

6. 咳嗽

柴胡桂枝汤证的咳嗽，因有小柴胡汤证正邪相争，故往往迁延不愈。对于柴胡体质而见体质状态虚弱者，可以合用桂枝汤。因桂枝本治上气咳逆，白芍合甘草能缓解支气管痉挛。黄煌教授治疗柴胡体质的咳嗽，常用荆防柴朴汤。

咽喉如有物哽，可适当加入半夏厚朴汤；咽喉痒，加荆芥、防风、僵蚕；咳嗽，加紫菀、款冬花；咳嗽，痰白，加白前、旋覆花；痰黄，加桔梗、浙贝母。

7. 支节烦疼

患者苦于肢体酸痛而烦疼，例如主诉为全身酸痛或者某个肢体疼痛不适，常见于颈椎病患者或者腰突而坐骨神经痛者。高树中教授的《一针疗法》中有一则用柴胡桂枝汤治疗坐骨神经痛的医案：

我在临床上常用柴胡桂枝汤治疗坐骨神经痛，效果良好……有学生问："经言风寒湿三气杂至合而为痹，为何此病屡用祛风散寒除湿止痛中药不效用柴胡桂枝汤却能速愈？"我说："病人疼痛与天气变化无关，显然非风寒湿邪所致，故祛风散寒除湿止痛之剂难以取效……病在太阳少阳两经，疼处胀甚，痛即心烦……小柴胡汤入少阳，桂枝汤入太阳，用之焉有不效之理？"

治痹证用柴胡桂枝汤的加减法：

疼痛呈现牵拉感、痉挛感，重用白芍；舌苔厚腻，可加薏苡仁化湿除痹；偏寒湿，加苍术、附子；偏热，加桑枝、络石藤、忍冬藤；血虚者不荣则痛，加鸡血藤、当归；瘀血重不通则痛，加当归、川芎、丹参；颈椎病、腰椎病，加葛根；头晕伴见脸色淡，合当归芍药散。

8. 抑郁症

柴胡桂枝汤既能疏利三焦，又能调和营卫。柴胡桂枝汤或温胆汤加郁金、香附、百合、柏子仁、神曲等可治抑郁症。

9. 脑水肿

柴胡桂枝汤合清震汤可治脑水肿。柴胡桂枝汤疏利三焦；清震汤中，荷叶上升化瘀，升麻上升解毒，苍术则有燥湿利水作用。

10. 癫痫

以柴胡桂枝汤、温胆汤、甘麦大枣汤等为主方配合运用，加钩藤、秦艽、僵蚕、蝉蜕等抗痉挛药，癫痫改善明显。

11. 睡眠障碍

用柴胡桂枝汤适当搭配温胆汤、甘麦大枣汤、百合地黄汤可治睡眠障碍。

12. 便秘

柴胡桂枝汤加增液汤可治便秘。

"凡仁皆润"，柏子仁、杏仁、酸枣仁、桃仁都有润肠功能。柴胡桂枝汤加杏仁、紫菀，入肺，有"提壶揭盖"之功；加柏子仁，滑肠。

柴胡桂枝汤加大腹皮、槟榔，对习惯性及顽固性便秘有很好的疗效。

赖海标医案

杨某，女，28岁，毛织工人，于三日前突然头痛难忍，前后掣痛，伴有发冷发热，舌淡红，苔薄白，脉浮略数。

处方：柴胡12克，黄芩4.5克，党参4.5克，半夏6克，甘草8克，桂枝4.5克，白芍4.5克，生姜6克，大枣4枚。水煎，分两次服。

服用上药后，诸症皆消。

六、柴胡桂枝干姜汤

（一）争论

刘渡舟先生把柴胡桂枝干姜汤证的病机概括为"胆热脾寒"，主证是"口苦、便溏"。

胡希恕先生合《伤寒论》第 147 条和第 148 条来认识柴胡桂枝干姜汤，认为此方主治上热下寒、半表半里之阴证，为六经之厥阴病。其适应证为：有上热（心烦，口渴，头汗出，气上冲，心悸），有下寒（微恶寒，手足冷，心下痞，口不欲食），有津液虚（小便不利，大便硬，脉细），有半表半里的特殊热型（寒热往来）。

所谓"胆热脾寒"，也是属于"上热下寒"，关键是二位大家对"大便稀"和"大便干"之争。

（二）《伤寒论》相关条文

《伤寒论》第 147 条："伤寒五六日，已发汗而复下之，胸胁满微结，小便不利，渴而不呕，但头汗出，往来寒热，心烦者，此为未解也，柴胡桂枝干姜汤主之。"

"伤寒五六日，已发汗而复下之"，用解表发汗下法，津液损失严重。"胸胁满微结"，说明仍是小柴胡汤证。"小便不利，渴而不呕"，小柴胡汤证是喜呕，大柴胡汤证是呕不止，这里是不呕但口渴。"但头汗出"，只有头部出一点点汗，别的部位不出汗。"往来寒热，心烦"，提示少阳病。"未解也"，意思是外证未解。

伤寒五六日，汗后又下，此属误治，误治后表邪未解，邪又传入少阳半表半里及阳明、太阴之里，证候多端，寒热错杂。

"但头汗出"（表证未解可见头汗出），"此为未解也"，方中有桂枝辛温宣散解表，还 / 或有头痛、发热、恶风等症，皆为表邪（太阳中风证）未解见证。

"胸胁满""往来寒热""心烦"，为少阳病见证。

"口渴""头汗出（传里之阳明邪热熏蒸上焦阳位可见头汗出，如茵陈蒿汤证)""心烦",为阳明病见证。

"渴"的原因:一是下后津伤而口渴;二是饮停中焦,中焦之阳不能化气生津,津液不能上承而口渴。具体而言:第一,发汗后而复下之,容易伤津而出现口渴。第二,饮停中焦,不能化气生津,津液不能上承而出现口渴,非热证。例如五苓散证,不是热证,而是津液积聚在太阳膀胱,津液不能上承导致口渴,虽口渴,但不欲饮。津液亏虚是欲饮水,津液分布不均则是不欲饮水。

"小便不利"的原因:一是下后伤津而不利;二是水饮内停,三焦气机不畅,气化失常而不利;三是表邪未解,里不通透而不利。具体而言:第一,下后伤津,津液亏虚;第二,水饮内停,气机不畅,气不行则水停;第三,表邪未解,里不通透而不利。

"胸胁满微结"的原因:下法伤里,太阴虚寒,水饮与少阳、阳明邪热互结于胸胁,此互结阻滞较轻,远不似结胸之甚,故称"微结"。此寒热错杂互结,有"痞"结之意。"痞"者,水热互结阻滞不通也。痞证病机为太阴虚寒水饮与阳明等邪热互结,寒热错杂,阴阳不交,气机不畅,升降失司。方中干姜、牡蛎可温中逐饮,散结除痞。

(三)组方

【组成与用法】柴胡半斤,桂枝(去皮)三两,干姜二两,栝蒌根四两,黄芩三两,牡蛎(熬)二两,甘草(炙)二两。上七味,以水一斗二升,煮取六升,去滓,再煎取三升。温服一升,日三服。

柴胡桂枝干姜汤由小柴胡汤去半夏、生姜、人参、大枣,加桂枝、干姜、栝蒌根、牡蛎而成。方中柴胡和解少阳;桂枝解外降冲;干姜温中以复脾胃之阳,从太阴以助太阳。以上三药合而扶阳祛邪,共为君药。黄芩助柴胡和解少阳之郁热,为臣;栝蒌根、牡蛎清热生津、软坚散结,为佐;甘草调和诸药,为使。本证不呕,故去半夏、生姜;胸胁满微结,故去人参、大枣。

此方大部分药物均属于小柴胡汤方后注中的加减范围,唯桂枝、干姜除外。桂枝、干姜针对"此为未解也",可振奋中阳,开启太阳,故有"初服微烦,复服汗出便愈"的效果。另立方名,乃告诫本方主治不能排除表证。

（四）临床应用

柴胡桂枝干姜汤证为少阳太阳阳明太阴合病，证候寒热错杂，属于厥阴病。此证合并的症状较多，排列组合更多。少阳，小柴胡汤证是核心，有祛半表之邪的柴胡，去半里之热的黄芩，和中的甘草，苦寒的栝蒌根（又称瓜蒌根，也就是天花粉）。又渴又心烦，病在阳明。治太阴证有桂枝、干姜，特别是干姜，可温脾胃之阳，从太阴来解太阳。《伤寒论》的经方仅113方，但是可以治疗很多疾病，就是因为可以合方。

柴胡桂枝干姜汤证的病机为阴阳不和、寒热不调、三焦不利（上焦郁热津虚，中焦脾虚而寒热互结，下焦虚寒泄泻或阳明微结）。寒热、上下、表里、三焦不利的病机对应方证多，临证时关键要准确把握病机特点，适当加减用药。有专家说，参透了柴胡桂枝干姜汤，就明白了半部《伤寒论》。

柴胡桂枝干姜汤有调和阴阳、调和表里、调和寒热，通利三焦，降逆除满等多重功效。

（五）辨证要点

柴胡桂枝干姜汤证的辨证要点有五个层次：

一是有少阳中风柴胡证的部分症状，如胸胁满、心下满、往来寒热、心烦、口苦、咽干、目眩、耳鸣、不欲食。

二是有太阳中风证的恶风、微恶寒，发热或无热，汗出，手足不温或四肢厥冷，或鼻塞流涕，头痛，咽痛，身痛，肢节烦痛。

三是有太阴虚寒水饮之腹满、食不下、腹痛、下利、小便不利、头晕、心悸。

四是有阳明口渴，但头汗出，大便微干。

五是有太阴虚寒水饮与少阳、阳明水热互结的胸胁或心下满微结。

（六）应用注意事项

一是要辨证准确，只有半表半里、寒热错杂、偏于阴证的病证，才能据证应用此方，其他一概慎用。

二是要注意方药配比，尽可能遵守原方比例，疗效更好。

三是在此方证范围内尽量用经方原方，不随便合方，不随便加药，最多据证加一两味药。这个方证涵盖三阴三阳多经症状，范围较广，不必要的加药或合方会打乱原方格局而影响疗效。

四是方中牡蛎一味注明是"熬"，这个"熬"不是"煎煮"，而是"煅"。《说文解字·火部》云："熬，干煎也"，在古代指用火焙干。生、煅牡蛎药性稍有不同。一般在治疗伤寒寒热往来、惊恐、心悸、失眠、眩晕、高血压、肿瘤等病证时常用生牡蛎，或再加生龙骨。而在治疗泄泻、胃酸过多、自汗、盗汗、尿频、带下等证时，用煅牡蛎。或据证生、煅牡蛎同用，疗效也很好。

（七）常用加味与合方

热证突出而寒证次之者，加连翘、栀子。

腹胀便干者，加大黄。

虚寒证明显者，减黄芩、天花粉剂量，加党参、白术或附子。

寒热夹杂的咳嗽，加半夏厚朴汤。

寒热夹杂的痞满，加枳术汤。

寒热夹杂的盆腔炎，加当归芍药散。

痤疮及一些慢性皮肤病，合当归芍药散。

七、柴胡加龙骨牡蛎汤

（一）方解

《伤寒论》第 107 条："伤寒八九日，下之，胸满烦惊，小便不利，谵语，一身尽重，不可转侧者，柴胡加龙骨牡蛎汤主之。"

《伤寒论》第 264 条："少阳中风，两耳无所闻，目赤，胸中满而烦者，不可吐下，吐下则悸而惊。"

清代陈修园《长沙方歌括》："参苓龙牡桂丹铅，芩夏柴黄姜枣全。枣六余皆一两半，大黄二两后同煎。"

【组成与用法】柴胡四两，龙骨、黄芩、生姜（切）、铅丹、人参、桂枝（去皮）、茯苓、牡蛎（熬）各一两半，半夏二合半，大黄二两，大枣（擘）六枚。上十二味，以水八升，煮取四升，内大黄，切如棋子，更煮一两沸，去滓，温服一升。

方解一

此方由小柴胡汤去甘草，加治气冲的桂枝、利尿的茯苓、泻下的大黄和镇静安神的龙骨、牡蛎、铅丹而成，可治小柴胡汤证气冲、心悸、二便不利而烦惊不安者。

方解二

小柴胡汤有和解少阳枢机、调理全身气机的作用。

龙骨、牡蛎、铅丹具有镇静安神的作用，但铅丹有毒，可用生铁落、灵磁石或珍珠母代替。

茯苓起宁心安神的作用。

桂枝、大黄在方中用得精当。如果气机郁滞较甚，势必影响到血分，导致经脉不利、气血不通，桂枝、大黄可起活血通经的作用，而且二者分工明确，各负其责。桂枝走表，可以温通在表之经脉气血；大黄走里，可以通泄在里之经脉气血。二者相合，通贯表里之经脉。表里经脉畅通了，就能使小柴胡汤的解郁作用和龙骨、牡蛎的安神作用发挥到最大程度。

（二）辨证要点

柴胡加龙骨牡蛎汤可以和解少阳、镇静安神，《伤寒论》谓主治伤寒误下，损伤正气，导致邪热内陷，弥漫全身，形成表里俱病、虚实互见的变证。

此方证的关键指征为"胸满烦惊，小便不利，谵语，一身尽重，不可转侧"，其中尤以"胸满烦惊"为辨证要目，即患者往往表现为胸膈胁肋部位的胀满、憋闷，呼吸不畅，或常欲叹息，烦躁易怒，甚至躁动不宁，容易惊悸、做噩梦等。

柴胡加龙骨牡蛎汤证的一个典型体征是"胸腹动证"（吉益东洞《类聚方》）。矢数道明先生认为此方可治实证，其主治证候介于大、小柴胡汤证之间，常常表现为胸胁苦满，心下部有抵抗感或自觉膨满，脐上动悸，因腹主动脉跳动亢进所致之腹部上冲感，心悸不眠，烦闷，易惊，焦躁易怒，善太息，甚至出现狂乱、痉挛等，小便不利，大便偏秘。

另外，此证还可表现为一身尽重，动作不灵活，难以转侧，身动乏力，浮肿麻痹。

（三）临床应用

古今医家多以烦惊、谵语为主证，以胸满、脉弦等少阳脉象为辨证眼目，用此方治疗心悸、梦游、癫痫、精神分裂症、神经官能症、癔症、抑郁症、焦虑症、躁狂症、高血压病、动脉硬化症、冠心病、脑震荡后遗症、脑出血后遗症、血管神经性头痛、失眠、膈肌痉挛、慢性疲劳综合征、更年期综合征、梅尼埃综合征、甲状腺功能亢进等，常取得很好效果。

（四）合方

（1）柴胡加龙骨牡蛎汤合桂枝茯苓丸：治合并血瘀。

（2）柴胡加龙骨牡蛎汤合桃仁承气汤：治合并血瘀。

（3）柴胡加龙骨牡蛎汤合酸枣仁汤：治合并睡眠不好的虚证。

（4）柴胡加龙骨牡蛎汤合大柴胡汤：治合并睡眠不好的实证。

（5）柴胡加龙骨牡蛎汤合白金丸：治合并气郁痰阻。

（6）柴胡加龙骨牡蛎汤合八物降下汤（四物汤加钩藤、黄芪、黄柏等）：治合并虚性高血压。

（7）柴胡加龙骨牡蛎汤合甘麦大枣汤：治合并妇人脏燥。

（8）柴胡加龙骨牡蛎汤合失笑散：治合并血瘀。

（9）柴胡加龙骨牡蛎汤合补阳还五汤：治合并气虚血瘀。

（10）宁神灵颗粒（唯一中成药）：治小儿夜惊、梦多。

赖海标医案

我曾诊治一名高中女生，其学习成绩比较优秀，家长寄予厚望，高考前频频施压：只许成功，不许失败。女生自感学习压力过大，有时整宿睡不着，又不敢向家长倾诉，经常有什么事情都憋在心里，学习成绩每况愈下，每次考试成绩公布前都非常焦急。一日，女生走入一条小巷时，面前突然窜过一只大狗，其被吓得昏倒在地，四肢抽动，口中流涎，自此之后经常发作，近来数天发作一次，经医院检查确诊为癫痫，唯有休学治疗。我根据她的发病情况及舌象、脉象，给予柴胡加龙骨牡蛎汤加祛风止痉之品，其服药一个半月，癫痫未再发作。一年后她又发作一次，我仍予上方，其服后而愈。

八、四逆散

（一）简介

四逆散见于《伤寒论·辨少阴病脉证并治》。此方临床运用十分广泛，然历代医家对其解释众说纷纭，莫衷一是。

《伤寒论》第318条："少阴病，四逆，其人或咳，或悸，或小便不利，或腹中痛，或泄利下重者，四逆散主之。"

【组成与用法】甘草（炙）、枳实（破，水渍，炙干）、柴胡、芍药。上四味，各十分，捣筛。白饮和，服方寸匕，日三服。

【加减应用】咳者，加五味子、干姜各五分，并主下利；悸者，加桂枝五分；小便不利者，加茯苓五分；腹中痛者，加附子一枚，炮令坼；泄利下重者，先以水五升，煮薤白三升，煮取三升，去滓，以散三方寸匕，内汤中，煮取一升半。分温再服。

《伤寒论》提及四逆散的只有一条，即第318条。此方在少阴病治疗中应用广泛，但争议也非常多。"四逆"是指四肢逆冷，但没有到厥逆的地步，只有一个主证，其他四个都是或然证。关于这点争议很大。四逆散一共四味药，用量各十分。"白饮"就是米汤，"白饮和"是把这几味药捣碎之后用米汤来调和。"服方寸匕"的"匕"是古人用的小木勺，有专家考证此勺一厘米见方，这里是放一勺的意思。

"咳者，加五味子、干姜各五分"，说明是寒咳。"附子一枚，炮令坼"，"坼"是皲裂的意思，炮制之后附子表面是裂开的。"泄利下重者，先以水五升，煮薤白三升"，薤白是偏温的，开温阳，温胃散结。这里的加减法与小柴胡汤不一样，胡希恕先生并不看重，认为是王叔和在整理时导致的错误。

（二）名医方论

四逆散是典型的柴胡类方，为何少阳病篇没有出现，反而出现在少阴病篇？历代医家对此的解释不尽相同。

柯韵伯说："少阳心下悸者加茯苓，此加桂枝。少阳腹中痛者加芍药，此加附子，……不能不致疑于叔和编集之误耳。"

郑钦安《伤寒恒论》："按：少阴病，而至四逆，阳微阴盛也。其中或咳或悸者，水气上干也；小便不利者，阳不化阴也；腹痛下重，阴寒之极也。法宜大剂回阳为是，而此以四逆散主之，吾甚不解。"

胡希恕先生对四逆散条文亦深表疑义："验之实践，四逆见本方证者甚少，故本方的应用，不必限于以上所述的四逆，凡形似大柴胡汤证、不呕且不可下者，大都宜本方。"

（三）六经病位

（1）病在少阴。钱潢："此所谓少阴病者，即前所云脉微细、但欲寐之少阴病也"。柯韵伯："四逆皆少阴枢机无主，升降不利所致。"成无己、吴昆等亦认为病属少阴。

（2）病在厥阴。沈明宗："此方原系治厥阴热厥主方，后人不识其旨，湮没已久，今表出之。"《伤寒论选读》（中国中医药出版社 2021 年版）将四逆散列入厥阴病篇，治气郁证。

（3）病在少阳。陆渊雷："其病盖少阳之类证，绝非少阴。"《伤寒杂病论义疏》："少阳病，气上逆，令胁下痛，痛甚则呕逆。此为胆不降也，柴胡芍药枳实甘草汤主之。"

（四）病因病机

（1）热邪为患。成无已是第一个注解《伤寒论》的医家，他认为"伤寒邪在三阳，则手足必热；传到太阴，手足自温；至少阴则邪热渐深，故四肢逆而不温也"。邪在三阳，手足是热的；邪气传到太阴，手足只是温而已；邪到少阴，则逆冷。

（2）阳气内郁。刘渡舟认为"少阴病见四肢厥逆，以阳虚阴盛者居多，但也有见于阳气郁遏而不达四肢的。……本条之四肢厥逆，并不见虚寒等证候。……若少阴之枢不利，阳气被郁，不能疏达于四末，则亦可形成四肢逆冷之证"。

（3）脾胃不和。张璐认为"此证虽属少阴，而实脾胃不和，故尔清阳之气不能通于四末"，此外，此证病机还涉及脾胃。即此证虽属少阴，但实际上是脾胃不和所致，故清阳之气不能通于四末。脾主肌肉、主四肢，脾胃不和阳气便不能外达于四末。

（4）阳虚寒盛。舒驰远谓"观其腹痛作泄，四肢逆冷，少阴虚寒证也"。

小结：

对四逆散证病机的认识，认为属热邪为患者，以古人居多，而认为阳气内郁者，以今人为众。另有脾胃不和、阳虚寒盛等观点。

（五）主证

关于四逆散证的主证，《伤寒论》第318条中明确提出的症状只有"四逆"。尤在泾云："四逆者，因其所治之病而命之名耳。"高学山也认为此条重在四逆一证。喻嘉言赞同方有执的观点，明确提出"然虽四逆而不至于厥，其热未深，故主此方为和解"，认为此证之"四逆"未至"厥"的程度。柯韵伯云："条中无主证，而皆是或然证，四逆下必有阙文。今以泄利下重四字，移至四逆下，则本方乃有纲目。"《伤寒分经》（中国中医药出版社2015年版）则指出，四逆散乃为病久正虚、邪陷之下利腹痛而设。

结合黄煌教授的观点可知，四逆散的主证有：柴胡证，对疼痛敏感，经常手冷、对寒冷气温敏感，易紧张，心烦善怒或心情愁郁，肌肉易痉挛；胸胁苦满，疼痛、腹胀；脉弦，舌质坚老而暗，或舌有紫点。在临床应用四逆散时，不必完全拘泥于四逆、胸胁苦满等证，只要患者属柴胡体质，或病证与柴胡带（肝胆经循行部位）有关，即可灵活选用。

（六）功效

成无己："四逆散以散传阴之热也。"

柯韵伯："合而为散，散其实热也。"不称汤剂，而称为散，意为往外散，阳气不能外达，故阳气不足。

尤在泾："少阴为三阴之枢，犹少阳为三阳之枢也。"少阴主枢、太阴主开、厥阴主合，就像少阳主枢、太阳主开、阳明主合。

李宇航认为四逆散治从开阖以运转枢机，并认为四逆散在《伤寒论》中与小柴胡汤相对应，实为运转枢机的另一大法。即小柴胡汤为运转三阳枢机之主方，四逆散为运转三阴枢机之主方。

李中梓曰："此本肝胆之剂，而少阴用之者，为水木同源也。"《医宗金鉴》承袭其说，谓"此则少阳厥阴，故君柴胡以疏肝之阳，臣芍药以泻肝之阴，佐甘草以缓肝之气，使枳实以破肝之逆。三物得柴胡，能外走少阳之阳，内走厥阴之阴，则肝胆疏泄之性遂而厥可通也"。

《伤寒论选读》（中国中医药出版社 2021 年版）谓"四逆散疏肝和胃，透达郁阳"，是调理气机的基本方。

小结：

论其功效，有散其热者，有运转枢机者，有和解者，有调畅气机、透达郁阳或疏肝和胃、透达郁阳者，有疏泄肝胆者，有消阴畅阳、升清降浊者，更有散寒温经者。

（七）现代临床应用

关庆增等对收集到的 414 例四逆散古今医案（均为个案）进行统计分析，结果显示：四逆散被广泛应用于治疗外感内伤等多种疾病，主要为消化系统疾病，其次为神经系统疾病。主要病因为情志不调、内伤饮食失宜、外感时邪病毒。基本病机为肝气郁结，气机失调，阳气被郁，络脉瘀阻，其特点主要表现为一个"郁"字。病变部位主要在肝胆脾胃。主要症状有：腹痛，食欲不振，恶心呕吐，发热恶寒，胸胁痛，便秘，腹胀，舌质红，舌苔白或黄，脉弦、数、细、沉。

对于不完全符合上述标准，但病变部位在肝胆脾胃，以及各自经络所循行部位、所主官窍、所主五体等符合四逆散证病机者，不论外感、内伤，皆可用四逆散。其基本治则为疏肝理脾，调畅气机。

（八）方证分析

四逆散虽仅四味药，但组方严谨，包含多条方根：柴胡、甘草是小柴胡汤的基础方。枳实、芍药有《金匮要略》枳实芍药汤之意，可治疗产后腹痛烦满不得卧。芍药、甘草有芍药甘草汤之意，主治一些痉挛性疼痛。柴胡配枳实，一升一降；柴胡配芍药，一散一敛，柴胡走表，芍药内敛。只有四味药的方剂却是由几条小方合到一起，说明这条方大有乾坤，内涵丰富，我们要灵活掌握，随证加减。

（九）证治特点

四逆散的功效介于大、小柴胡汤之间。此证胸胁苦满程度亦介于大、小柴胡汤证之间。其证之虚不及小柴胡汤证，其证之实不及大柴胡汤证。因小柴胡汤证虚，故参、草并用；因大柴胡汤证实，故参、草皆不用；四逆散证介于前两者之间，故只用草而不用参。

四逆散药性中正平和，寒热之性不明显，功用在于疏泄缓急，治邪气郁闭于内，气机失于条达，其肢冷似厥，却并非寒厥，亦非热厥，可称为气厥或郁厥。

《医宗金鉴》："今但四逆而无诸寒热证，是既无可温之寒，又无可下之热，惟宜疏畅其阳，故用四逆散主之。"

疼痛、胸胁苦满是四逆散证最关键的指征。疼痛部位多偏胸胁、两少腹部，疼痛表现为胀痛或挛痛。

至于四逆一证，多是体质使然，临床常见一些病人平时并无甚病，但一到秋冬天凉，人未觉冷，而两手已先凉，这就是典型的柴胡体质。

（十）类方鉴别

四逆散：疏肝和胃，透达郁阳，调理气机。

小柴胡汤：和解少阳，疏利三焦。

大柴胡汤：和解少阳，内泄热结。

逍遥散：调和肝脾，疏肝解郁，养血健脾。

痛泻要方：调和肝脾，补脾柔肝，祛湿止泻。

使用逍遥散时，如果有热可以加入牡丹皮、栀子，形成丹栀逍遥散，多用治女性肝气郁结，肝郁脾虚。

以四逆命名之方证

四逆散证是外邪传经入里，阳气内郁而不达四末所致，故其厥逆仅在肢端，不过腕踝，还可见身热、脉弦等症。

四逆汤证之厥逆是阴寒内盛，阳气衰微，无力到达四末所致，故其厥逆严重，过肘膝，并伴有神衰欲寐、腹痛下利、脉微欲绝等症。

当归四逆汤证之手足厥寒是血虚受寒，寒凝经脉，血行不畅所致，因其寒邪在经不在脏，故肢厥程度较四逆汤证轻，兼见肢体疼痛等症。

九、柴胡类方比较

（1）小柴胡汤：少阳证＋脾家虚；大柴胡汤：少阳证＋胃家实。

（2）大柴胡汤：少阳阳明合病，胆胃俱热；柴胡桂枝干姜汤：少阳太阴合病，胆热脾寒。

（3）小柴胡汤：半表半里阳证（少阳病）；柴胡桂枝干姜汤：半表半里阴证（厥阴病）。

（4）四逆散证既不及小柴胡汤证之虚，也不及大柴胡汤证之实，介于这两者之间。

（5）柴胡桂枝汤：治少阳不枢、营卫不和；柴胡加龙骨牡蛎汤：治三焦不利、水火郁滞。

（阚丽娜整理　赖海标审校）

第七讲

半夏泻心汤及其类方的临床应用

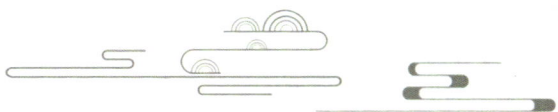

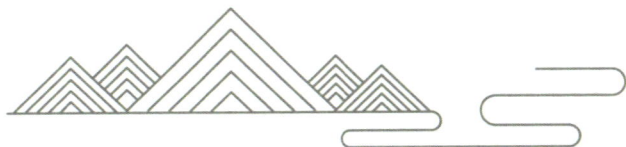

一、引言

如果能够充分掌握半夏泻心汤，有一半的消化系统疾病可以治愈。这话可能有点夸张，但也说明半夏泻心汤在治疗消化系统疾病中的重要性。半夏泻心汤证，寒热夹杂，虚实兼杂，涉及上、中、下焦，所以相对来说比较复杂。

二、半夏泻心汤

半夏泻心汤即小柴胡汤去柴胡、生姜，加黄连、干姜而成。

因无半表证，故去解表之柴胡、生姜，痞因寒热错杂而成，故加平调寒热之黄连、干姜，变和解少阳之剂为调和肠胃之方。

半夏泻心汤与小柴胡汤一样都是七味药，它是在小柴胡汤的基础上，把透表、清表、泻表的柴胡去掉，改为清里的黄连，把生姜去掉，改为干姜，其他五味药是一样的。这样一来，就把小柴胡汤证和解少阳、调畅气机的病机扭转过来了。以前是清泻半表半里，重点是表里与半表半里，是横向的，现在改为纵向的，是半上半下，但是它的病机还在少阳，既没有进入太阴，也没有停留在这个表证。半夏泻心汤证没有表证，所以就把解表的柴胡去掉。小柴胡汤里的柴胡是用半斤，即八两，我们平时就开 24 克。因为小柴胡汤证是心烦喜呕，有呕，所以要用半夏配生姜，也就是小半夏汤，它主要是止呕的，防止胃气上逆。半夏泻心汤改用干姜，干姜是温脾阳、温中的，因为此证有寒又有热。

【功用】和胃降逆、消痞散结。

【主治】寒热错杂之痞证。

心下痞，但满而不痛，或呕吐，肠鸣，下利，舌苔腻而微黄。

半夏泻心汤证主要有三大证候群，一个是胃气上逆的症状，一个是下泻的症状，一个是中间的症状——痞满、胀闷。

【方义】

人参、甘草、大枣——甘温益气补其虚　┐　辛开苦降
半夏、干姜——辛温发散开结散寒　　├　补泻兼施　──→　痞证自除
黄连、黄芩——苦降清热泻其浊阴　　┘　上下复位
　　　　　　　　　　　　　　　　　　　中气得和

半夏泻心汤的七味药是非常经典的，后世很多医家都是仿这条方。它的方义是辛开、苦降、甘调。叶天士用张仲景的方法把里面的药全部换掉，但是对它的辛、酸、苦、咸以及升降浮沉一脉相承。它们的方义是一样的，即基本原理是一样的。我们平时用药时要用它的精髓，不是说非要用这条方，而是要借鉴它。中间的半夏、干姜是君药，半夏辛温，干姜辛热，开结、散寒是用这两味药，辛能散。下面的黄连、黄芩是苦寒的药，苦能泄，泄是清的意思，泄热就是清热。此方能够降，还有甘调作用，有人参、甘草、大枣，它是偏甜的，可补中，补脾补胃、调脾调胃，使胃气虚、脾气虚能够慢慢好起来，恢复脾胃的升降功能。所以说全方能辛开苦降、补泻兼施，使上下复位、中气得和，达到把痞证消除的目的。

尤在泾《伤寒贯珠集》："痞者，满而不实之谓。夫客邪内陷，既不可从汗泄，而满而不实，又不可从下夺，故惟半夏、干姜之辛，能散其结，黄连、黄芩之苦，能泻其满。而其所以泄与散者，虽药之能，而实胃气之使也。用参、草、枣者，以下后中虚，故以之益气，而助其药之能也。"

"客邪"就是外邪。"既不可从汗泄，而满而不实，又不可从下夺"，因为邪不在表，就不能通过发汗的方法，邪不在里，也不能通过攻下的方法，所以要用半夏、干姜之辛散结，用黄连、黄芩之苦下满。

辛开：开胃滞（半夏、干姜）
苦降：降胆火（黄连、黄芩）
甘调：补脾虚（人参、甘草、大枣）

半夏泻心汤的组方特点是辛开、苦降、甘调（也叫甘补）。用辛温、辛热的药来开胃滞。苦降是降胆火，用黄连、黄芩。三黄——黄连、黄芩、黄柏

在使用上有所区分，简单来说它们是三焦用药，实际上它们各自内部也有所区分。有些医家说黄连属静药，黄芩是动药。生长很多年的野生黄芩根部会腐烂，所以黄芩又叫腐肠、空肠。把它切成一片片时，中间是空的，像车轮一样，所以黄芩又叫枯芩。人工种植时间不长的黄芩较细条，中间不是空的，又叫条芩，也就是子芩。枯芩与条芩的功效是不一样的。我们在选药的时候要留意。还有甘调，我们用人参、甘草、大枣比较多。

【配伍特点】

寒热互用以和其阴阳

苦辛并进以调其升降

补泻兼施以顾其虚实

黄煌教授经验：

（1）此方是治胃病专方，虽有文献提及用于治疗其他系统的疾病，但一般都伴有上消化道症状。

（2）此方证多见于体质较好的中青年人，其唇舌红，多伴有睡眠障碍及腹泻。舌苔多见黄腻，脉象没有明显特征。

（3）此方证的病机是寒热错杂，中虚热结。此方为最具代表性的寒热补泻同用之方，只要是胃炎，虽舌红不忌姜、夏，虽舌淡不避芩、连。

（4）方中人参可用党参代替。

（5）此方证与黄连温胆汤证相比，后者的精神症状更为明显，如失眠、心烦、心悸、易惊、多梦，前者则以胃肠道症状为主。

四、半夏泻心汤类方

"亲兄弟"

生姜泻心汤、甘草泻心汤

徐灵胎的《伤寒论类方》在整个《伤寒论》研究中起到非常大的作用。他把《伤寒论》分成十二大类方，其中一类就是半夏泻心汤类方。通俗来说，生姜泻心汤、甘草泻心汤与半夏泻心汤非常像，这三条方就是"亲兄弟"，半夏泻心汤是"大哥"。甘草泻心汤与半夏泻心汤的七味药是一模一样的，只是剂量有变化。变的是甘草，半夏泻心汤本来有炙甘草三两，甘草泻心汤加了一两，就是四两。生姜泻心汤有八味药，是在半夏泻心汤的基础上，把干姜由三两减到一两，然后加了四两生姜。《伤寒论》里有几条方，剂量不一样，药物的品种是一模一样的，如桂枝汤与桂枝加桂汤、桂枝汤与桂枝加芍药汤。小承气汤与厚朴三物汤的三味药也是一样的。

"堂兄弟"
大黄黄连泻心汤、附子泻心汤、黄连汤、干姜黄芩黄连人参汤

与半夏泻心汤比较相似的方可称为"堂兄弟"，包括大黄黄连泻心汤、附子泻心汤，还有黄连汤，以及厥阴病篇里的干姜黄芩黄连人参汤。大黄黄连泻心汤是治疗热痞的，只有两味药。林亿说它应该有黄芩，所以有些书也载大黄黄连黄芩泻心汤。附子泻心汤有一味大热的附子，还有三味药，也就是三黄。黄连汤是在半夏泻心汤的基础上，把黄芩去掉，加了辛温的桂枝。干姜黄芩黄连人参汤有四味药，两味是苦寒的，一味是温的，一味是补的。

"表兄弟"
旋覆代赭汤、厚朴生姜半夏甘草人参汤

旋覆代赭汤、厚朴生姜半夏甘草人参汤可称半夏泻心汤的"表兄弟"，但是这两个方证没有半夏泻心汤证的有寒又有热、有虚又有实、有上又有下。它们和半夏泻心汤证的主证有一点相似，就是痞满、胀满。旋覆代赭汤证，嗳气连连，胃气上逆，既有脾虚，也有胃气上逆，提示脾胃虚弱。旋覆代赭汤其实就是生姜泻心汤去掉苦寒的黄芩、黄连，再去掉干姜，剩下的四味药再加上旋覆花、代赭石，这两味药都是主降的，降胃气，还能豁痰。厚朴生姜半夏甘草人参汤主治脾虚气滞、腹胀。

三、《伤寒论》相关条文

《伤寒论》第 149 条："伤寒五六日，呕而发热者，柴胡汤证具，而以他药下之，柴胡证仍在者，复与柴胡汤。此虽已下之，不为逆，必蒸蒸而振，却发热汗出而解。若心下满而硬痛者，此为结胸也，大陷胸汤主之；但满而不痛者，此为痞，柴胡不中与之，宜半夏泻心汤。"

"伤寒五六日，呕而发热者，柴胡汤证具，而以他药下之"，伤寒五六日，提示伤寒要传变了。太阳病要往里传变，传到阳明还是太阴，或是少阳，要看后接的文字，往往写五六日的传少阳的多。"呕而发热者，柴胡汤证具"，说明是柴胡汤证，传到半表半里，即传到少阳。

"呕而发热"还出现在厥阴病篇第 379 条："呕而发热者，小柴胡汤主之"，与第 149 条是一脉相承的。用小柴胡汤的特征性主证就是：见到有呕，又见到发热。但是有个前提：主要表现为这两个症状，别的症状不明显。如果是主证，又呕吐，又恶心，又有发烧的属阳证，就可以用小柴胡汤。本来是柴胡汤证，但是误下误治，用了下法之后，柴胡证仍在者，复予柴胡汤。也就是说，虽然用了错误的方药，但是柴胡汤证仍在，就还可以用柴胡汤。这就是"有是证用是方"，无论用过多少汗吐下法误治，只要这个证还在，就还是可以用的。用了小柴胡汤之后出现"蒸蒸而振，却发热汗出而解"，这个病就好了。

柴胡证误下后有三种转归：第一种情况，"柴胡证仍在者，复与柴胡汤"。正气比较足，病仍停留在少阳，属半表半里阳证，仍然是小柴胡汤证，那还是用小柴胡汤。用了小柴胡汤，"蒸蒸而振，却发热汗出而解"，病就好了，这是最好的情况，病没有往里走。第二种情况，"若心下满而硬痛者，此为结胸也，大陷胸汤主之"。第三种情况，"但满而不痛者，此为痞，柴胡不中与之，宜半夏泻心汤"。心下满而不痛，结胸是硬痛的，痞是不痛的，这种情况下就不能用柴胡桂枝汤，应用半夏泻心汤。简言之，如果用了下法之后仍是阴阳停留在半表半里的小柴胡汤证，可以用小柴胡汤；如果出现心下满而硬痛，这是结胸，那就要用大陷胸汤（用治热实结胸，水热互结于胸膈，含有大黄、芒硝、甘遂）；如果是满而不痛，此为痞，那应该用半夏泻心汤。为什么会出现三种转归呢？因为人的体质不一样，就像一个健壮的人与一个虚弱的人服用大黄，所出现的转归是不一样的。

误下的转归

《伤寒论》第 131 条："病发于阳而反下之，热入因作结胸；病发于阴而反下之，因作痞也。所以成结胸者，以下之太早故也。"

外邪往里走，热入因作结胸。病发于阳，病发于阴，反下之，一个因作结胸，一个因作痞，"所以成结胸者，以下之太早故也"。阴阳的内涵是非常丰富的，不同的条文，阴指的是什么、阳指的是什么，可能是不同的。这里的"病发于阳"，这个"阳"是指阳邪，"病发于阴"，这个"阴"是指阴邪。有的病发于阳，是属于热邪；有的病发于阴，是属于寒邪。热邪误治之后往里走，下陷就成结胸，水热互结于胸膈，造成结胸证，大结胸、小结胸都是这样形成的。寒热与脾胃虚结合就是虚实夹杂，寒热错杂就是痞。热邪本来是可以下的，例如等到无形之热邪与有形之燥屎结合在一起，成了阳明腑实证的时候，就可以用下法，方用承气汤类。如果它们还没有结合，下得太早就成结胸。病发于阴则无论什么时候都不应该用下法。这段话是说为什么误下之后会导致痞证结胸。

《伤寒论》第 7 条："病有发热恶寒者，发于阳也；无热恶寒者，发于阴也。"

此处关于阳与阴的争议非常大。胡希恕先生说这个"阳"指太阳、这个"阴"指少阴，但是有些医家说这个"阳"指三阳、这个"阴"指三阴。其实都有道理，主要是看站在哪个角度。这里说的"阳"，我觉得应该是指阳邪，就是热邪，阴是指阴邪，因为误治，把本来在表的、在太阳层面的外邪往里带，带到少阳层面来，这是误下的转归。

误下致外邪内陷有两种情况：①热入作结胸：心下满而硬痛。②寒入作痞证：但满不痛。热入作结胸，就会出现心下满而硬痛；寒入作痞证，则但满不痛。这里是说单纯的典型痞证，它不痛。如果夹了有形之邪，它也会痛，如生姜泻心汤证、甘草泻心汤证，这个时候就要与结胸鉴别了。

方证相应的适用程度

方证特别适用，是"主之"

方证一般适用，是"宜"

方证可能适用，是"可与"

方证不适用，是"不可与"

《伤寒论》第 149 条中，大陷胸汤是"主之"，半夏泻心汤却用了"宜"，为什么呢？张仲景在《伤寒论》里大概用了四种方式表述方证相应的适用程度。第一个是特别适用，用"主之"，也就是说，用这个方非常好，效果相当于西医指南里的推荐等级。第二个是一般适用，用"宜"。第三个是可能适用，用"可与"。第四个是不适用，甚至禁用，用"不可与"。在看《伤寒论》的时候，如果看到"主之"，我们就信心足一点；如果看到"宜""可与"，我们就要小心一点；如果看到"不可与"，那基本上是禁用，要加减或更换。

以桂枝汤为例：

《伤寒论》第 12 条："太阳中风，阳浮而阴弱。阳浮者，热自发；阴弱者，汗自出。啬啬恶寒，淅淅恶风，翕翕发热，鼻鸣干呕者，桂枝汤主之。"

《伤寒论》第 42 条："太阳病，外证未解，脉浮弱者，当以汗解，宜桂枝汤。"

《伤寒论》第 15 条："太阳病，下之后，其气上冲者，可与桂枝汤，方用前法；若不上冲者，不得与之。"

《伤寒论》第 16 条："太阳病三日，已发汗，若吐，若下，若温针，仍不解者，此为坏病，桂枝不中与之也。观其脉证，知犯何逆，随证治之。桂枝本为解肌，若其人脉浮紧，发热，汗不出者，不可与之也。常须识此，勿令误也。"

第一种适用程度是第 12 条。前 11 条都是《伤寒论》的总纲，从第 12 条到第 20 条，大体是说桂枝汤的适应证。"太阳中风，阳浮而阴弱。阳浮者，热自发；阴弱者，汗自出。啬啬恶寒，淅淅恶风，翕翕发热，鼻鸣干呕"，前面是说病机，桂枝汤证是太阳中风，表虚，卫强营弱，营卫不合导致的病证。

第二种适用程度是第 42 条。"外证未解"，是说太阳病的表证没有解，但是脉是浮弱的。麻黄汤证脉是浮紧的，桂枝汤证脉是浮弱（又叫脉浮缓）的，说明脾胃已经开始虚弱了，这种情况不能用麻黄汤、大青龙汤这一类猛药去解表，而要用温和一点的桂枝汤，再加上喝点热粥，并盖被子捂一捂发汗。

第三种适用程度是第 15 条。无气上冲者不能用桂枝汤，为什么太阳病误用下法之后如果气上冲还可以用桂枝汤？这是因为如果是表证，用了下法之后气还是上冲的，说明正气相对充足，外邪没有往里走，所以还是可以用解表的桂枝汤。如果气不上冲，说明正气很弱，这种情况就不能再解表。

第四种适用程度是第 16 条。这条很重要，是奠定中医学辨证论治思想的经典标志之一，描述了为什么中医是辨证论治的、是讲究个体化的。"太阳病三日，已发汗，若吐，若下，若温针，仍不解者，此为坏病"，这里已经下了结论："此为坏病"。太阳病三日，用了发汗的方法，不行，又用了吐的方法，用了下的方法，用了温针（就是烧红的针），这时不能再用桂枝汤了，因为已不是单纯的太阳、少阳、阳明等证。"观其脉证，知犯何逆，随证治之"，也就是说，只能看到病人是怎么被治坏的、现在有什么症状，要随机应变选择理法方药。"桂枝本为解肌，若其人脉浮紧，发热，汗不出者，不可与之也"，这就是"桂枝三禁"之一，即桂枝汤的三个禁忌证之一。"常须识此，勿令误也"，这是《伤寒论》里唯一下得很肯定的结论，告诫医生不能违反这个原则。

张仲景使用的这四种说法非常严谨，可以说是字字珠玑，我们要多分析、多归纳。

五、泻心汤

古人把上腹部称作心下，即胃脘部。当时没有剑突、胃脘的说法，就叫心的下面。整个剑突、胸膈、胃脘部，整块肋下，都叫心下，也叫心中。例如《伤寒论》第 165 条说的是心中，其实就是心下的意思。

痞,《释名》谓"气痞结也",乃升降失常,阴阳不调,寒热互结,虚实错杂,上下不能交泰而致。《释名》这本书是东汉的,与《伤寒论》几乎同时期,较之稍早一点。"气痞结也","结"意为一团乱麻。结在那里,胃的东西就不能往下传输。成无己是注解《伤寒论》的第一人,注曰:"否(pǐ)而不泰为痞。"脾主升,胃主降,刚好是交互的,若它们分离,脾不升,反而往下,胃不降,反而往上,就是"否而不泰"。也就是说,它升降失常,阴阳不调,寒热互结,虚实错杂,就像一团乱麻。"气痞结也"就是这个意思,表示上下不能交泰。

日本医家丹波元简《伤寒论辑义》:"凡言泻心者,少阳邪将入太阴。"

这个"邪"在哪里呢?还在少阳,将入太阴,说明泻心汤证的病位还在少阳。因为这个痞本来就是柴胡汤证误下导致的,误下之后不再停留在半表了,而是停留在半里。这个"将"字点明泻心汤证并非发于太阴。

王旭高:"泻心者,实泻胃也。心下痞即胃痞也。"

心下痞就是胃痞,泻心就是泻胃。

柯韵伯:"泻心汤乃稍变柴胡半表之治,而推重少阳半里之意耳。"

为什么要去掉柴胡呢?因为它没有半表证、表证,或者表证不明显。为什么要加黄连进去,把生姜改为干姜呢?因为它里证比较厉害,所以虽然病在少阳,但是重在半里,即重在里证,还没有进到太阴这个层次。

陈修园:"少阳主寒热,属于半表则为经,属于半里则为腑。……有痞、痛、利、呕四证之辨。"

"少阳主寒热,属于半表则为经,属于半里则为腑",因为六经都分表里,太阳有表里,少阳有表里,泻心汤证就是少阳半表半里证,半表症状不明显,半里症状明显。"有痞、痛、利、呕四证之辨",如果有痞,就是泻心汤证。如果有痛,就是结胸。还有呕与利,并不是一见上呕、下利就是太阴病,少阴病也会有痞,厥阴病是下利的,也会有痞。只有太阴病有腹满而痛吗?少阴病的提纲证里也有呕与利。按照陈修园的说法,有痞、有痛、有利、有呕,属于半里证。

泻心汤证的特点是有寒有热、有虚有实，升降失常，该升不升、该降不降，甚至反利。

【主证】

（1）痞。

《伤寒论》第149条："……但满而不痛者，此为痞，柴胡不中与之，宜半夏泻心汤。"

《伤寒论》第157条："伤寒，汗出解之后，胃中不和，心中痞硬……生姜泻心汤主之。"

《伤寒论》第158条："伤寒中风，医反下之，其人……心下痞硬而满，……医见心下痞，谓病不尽，复下之，其痞益甚，……故使硬也，甘草泻心汤主之。"

《金匮要略》："妇人吐涎沫，医反下之，心下即痞，当先治其吐涎沫，小青龙汤主之。涎沫止，乃治痞，泻心汤主之。"

第一个主证是痞，即心下痞满，有一种说不出的胀闷感，按下去不硬，也不痛，或者痛得不明显。例如《伤寒论》第149条的半夏泻心汤证，有痞；第157条的生姜泻心汤证，有痞，也有硬；第158条的甘草泻心汤证，有痞，有硬，也有满。再看《金匮要略》的小青龙汤证，先治涎沫，再来治痞，就是要先表后里，如果先治里，就会把表邪往里带，容易导致表邪内陷。小青龙汤也是一条非常出名的方。小青龙汤证是外邪内饮，那是寒饮，里面有水，水停在胸口。"伤寒表不解，心下有水气"，指的就是小青龙汤证。吐涎沫就是有支饮，应先把此证治好再来治痞。

（2）纳差、厌食。

《金匮要略》："狐惑之为病，状如伤寒，默默欲眠，目不得闭，卧起不安，蚀于喉为惑，蚀于阴为狐，不欲饮食，恶闻食臭，……甘草泻心汤主之。"

第二个主证是不想吃饭。甘草泻心汤证里有不欲饮食，恶闻食臭，即不想看到或厌恶食物。这个臭不是臭味，而是气味。这里是指闻到食物的香味也不想吃。

（3）呕吐。

《伤寒论》第158条："伤寒中风，医反下之，其人……干呕心烦不得安……甘草泻心汤主之。"

《金匮要略》："呕而肠鸣，……半夏泻心汤主之。"

第三个主证是呕吐。此证胃气上逆得厉害，轻则恶心干呕，重则呕吐，且吐得厉害。甘草泻心汤证也有这个症状。

（4）下利。

《伤寒论》第157条："伤寒汗出解之后，胃中不和，……腹中雷鸣，下利者，生姜泻心汤主之。"

《伤寒论》第158条："伤寒中风，医反下之，其人下利日数十行，谷不化，腹中雷鸣，……甘草泻心汤主之。"

第四个主证是下利，即拉肚子。

（5）嗳气。

《伤寒论》第157条："伤寒，汗出解之后，胃中不和，……干噫食臭……生姜泻心汤主之。"

第五个主证是嗳气。嗳气是胃气上逆的一种表现。嗳气就是吐气，有气往上涌。干呕与恶心不一样，干呕是有呕的动作，有呕的声音，没有东西呕出来，恶心只是想呕而已，程度不一样。

简言之，泻心汤方证的症状首先有痞，然后有不想吃饭、呕吐、下利、嗳气，但是可能不同的方证，即前文说的"亲兄弟""表兄弟""堂兄弟"，它们表现出来的侧重点不一样。我们从不同的角度来看，就能够发现泻心汤方证的整体形象。以上条文提及的五大主证，印证了我说的上、中、下三方面症状，即上面的不想吃饭、嗳气、呕吐，中间的痞，下面的下利。

痞证的实质

泻心汤证的主证为心下痞，其成因多为胃气素虚，或误治（吐、下），以致无形邪热内陷心下。因心下痞内无痰水、宿食等实邪阻滞，与结胸（如大、小陷胸汤证）、水痞（如五苓散证、十枣汤证）等有本质区别，故张仲景明确交代："按之自濡，但气痞耳。"痞是痞满胀闷的意思。痞证的病位在少阳。它的成因首先是里虚，如果正气很足，就不会出现这种情况。

【病机要点】

一为虚：脾气虚、胃阳弱而见乏力便溏、泄泻。

二为实：气机升降失常而见胃脘痞满、腹胀。

三为寒：胃阳不足而见恶食生冷、脘腹冷痛。

四为热：脾胃运纳不健、食积化热上蒸而见口舌生疮、口干口苦、舌红苔黄、脉数等。

此证病情特点主要是四个字：虚、实、寒、热。第一点是虚。本虚标实，这是它的根本。如果一个人的脾胃不虚，暂时误下并不要紧。但如果在这个基础上外邪往里走，有虚为基础，实邪又来了，就会致病。第二点是实。正气不足为虚，邪气有余为实。气滞、水饮、痰湿、血瘀、食积，这些都是实。实证在虚的基础上产生，如果正气很足，邪不可干，一般来说就不会有实证。第三点是寒，胃阳不足。肚皮冷、不能吃凉食、手脚不温等，都是凉的一些症状，甚至排泄物也偏凉，肛门是不热的。第四点是热。这个热往往体现在上半部分，寒体现在下半部分，寒热是分离的。上半部分是热的，包括嘴巴的症状，苔黄、口苦、口干、咽不舒服，还有反流性食道炎、反流性胃炎，然后是胸膈炎症。例如甘草泻心汤证，心神受扰，热在上面，胃气不降，上面的东西下不去就堵着。此证患者上半部分多是热的，而且很明显。

六、生姜泻心汤

《伤寒论》第157条："伤寒，汗出解之后，胃中不和，心下痞硬，干噫食臭，胁下有水气，腹中雷鸣，下利者，生姜泻心汤主之。"

【方药组成】生姜泻心汤即半夏泻心汤减干姜之量（由三两减到一两）加生姜四两而成。

【**主治**】水气痞。

生姜泻心汤主治水气痞。胃里夹了谷，食物不能消化，干噫食臭。水气痞为什么会硬呢？前文不是说痞而不硬，与结胸鉴别吗？这里就有变化，因为生姜泻心汤证有邪气，无形之痞加上有形之邪。有宿食，食物积在胃里，长时间不消化，酸腐的东西往上涌，肚子按下去就偏硬，或者里面有水，这个水也是长时间未消化的废水、酸水。所以要顾脾阳虚、胃阳虚，干姜不能去掉，只是减少用量，又用了大量生姜，以和胃降逆、止呕利水。

【**证候**】"胃中不和，心下痞硬"，与半夏泻心汤证相似。半夏泻心汤证"但满不痛"，胃部按诊是软的，生姜泻心汤证有痞满，按之稍硬一些。此外还有"干噫食臭""胁下有水气，腹中雷鸣，下利"，显然与半夏泻心汤证相同，又挟水饮，即胃部停水。还有未消化之饮食，气机滞塞不通。无形之邪加上有形之物，症状自然会重一些。

【**治法**】以和中消痞为法，重加生姜为君，既能散水，又可和胃。

此证的证候是胃不和。胃是主降的，若不降，问题就来了。腹部本来是软的，但因为有东西在里面，或者是水饮，或者是食物，停留的时间过长，就偏硬。胃里的东西停留时间长了之后肯定会往上涌，要不就是气，要不就是吐，症状比较明显；有水，所以腹中雷鸣；还伴有下利，但是没有甘草泻心汤证那么厉害。

赖海标医案

刘某，女，58岁。患有慢性胃炎20余年，病情时好时坏，基本不能离开治胃药物，饮食稍有不慎病情就要发作，始终无法根治。近来病情又加重，心下痞满，嗳气频作，呕吐酸苦，小便少而大便稀溏，日行3~4次，经常肠鸣，少思饮食，左胁下空痛不舒。望其人体质肥胖，面部虚浮，色青黄不泽。胃脘处按之柔软不痛，胃中有振水声。舌苔水滑，脉滑无力。辨为脾胃之气不和，以致升降失序，中挟水饮，而成水气之痞。尊张仲景之法以生姜泻心汤散水消痞，加茯苓健脾利水。

处方：生姜20克，干姜4克，黄连6克，黄芩6克，党参10克，半夏15克，炙甘草10克，大枣12枚，茯苓30克。

此方连服 7 剂，痞消胃开，大便成形，胁痛肠鸣均轻。后依法调理三月余，饮食二便均至正常，体力如常，复查胃镜，病灶基本消失，病获痊愈。

七、甘草泻心汤

《伤寒论》第 158 条："伤寒中风，医反下之，其人下利日数十行，谷不化，腹中雷鸣，心下痞硬而满，干呕心烦不得安。医见心下痞，谓病不尽，复下之，其痞益甚。此非结热，但以胃中虚，客气上逆，故使硬也，甘草泻心汤主之。"

《金匮要略》："狐惑之为病，状如伤寒，默默欲眠，目不得闭，卧起不安。蚀于喉为惑，蚀于阴为狐，不欲饮食，恶闻食臭，其面目乍赤乍黑乍白；蚀于上部则声嘎，甘草泻心汤主之。"

"伤寒中风，医反下之，其人下利日数十行，谷不化，腹中雷鸣，心下痞硬而满，干呕心烦不得安"是狐惑证的症状。虚痞是脾胃很虚，比生姜泻心汤证和半夏泻心汤证严重。脾胃虚弱，胃肠动力传输瘫痪，要辛开、苦降、甘调，把甘补的量往上提，所以用甘草。半夏泻心汤用三两甘草，甘草泻心汤用四两。是否加大甘草用量之后，脾胃虚弱症状就能大幅改善？这倒未必。甘草能中满，如果满得厉害，水湿比较多，甘草还不能多用，可以加大党参的量。

【组成与用法】甘草（炙）四两，黄芩、人参、干姜各三两，黄连一两，大枣（擘）十二枚，半夏（洗）半升。上七味，以水一斗，煮取六升，去滓，再煎，取三升，温服一升，日三服。

甘草泻心汤的组成与半夏泻心汤一样，也是七味药，只是剂量调了一下。

【功效】益气和胃，消痞止呕。

赖海标医案

陈某，30 岁。

初诊：

妊娠两个月，恶心呕吐半个月，每次进食 10 分钟之后即呕吐，多涎，口不渴，嗳气少，纳差。投小半夏加茯苓汤，合橘皮汤、苏梗，5 剂。服药期间呕吐止，但停药 2 天后症状加重，食后即吐胆汁，每日 10 次左右。

二诊：

多涎，口不渴，嗳气少，纳略减，晨起口苦，胃脘不适，喜温喜按，倦怠，大便溏软。舌淡红，苔薄微腻，脉细滑。西医诊断：妊娠剧吐。治法：益气和胃，消痞止呕。

处方：甘草泻心汤合左金丸（《丹溪心法》）加味：炙甘草 9 克，半夏 10 克，炒黄芩 6 克，黄连 3 克，干姜 3 克，大枣 5 枚，党参 12 克，吴茱萸 4 克，炒粳米 30 克。3 剂。

三诊：

恶心呕吐明显减轻，已不呕吐胆汁，每日仅呕吐 1 次。舌淡红，苔薄白，脉细滑。中药守上方以巩固疗效，7 剂。

此案患者为 30 岁女性，怀孕两个月，恶心呕吐比较厉害，每次吃东西 10 分钟之后就吐，而且口水很多，又不渴，嗳气不多，纳差。我投小半夏（半夏、生姜）加茯苓汤，合橘皮汤，再加苏梗，5 剂。服药后患者呕吐好转，但停药两天后症状又出现，甚至吃东西时连胆汁都呕出来了。患者口水很多，又不渴，嗳气不是很严重，食欲不太好，早上起来有口苦；胃脘不舒服，但是没有胀闷，说明痞证没有很厉害；喜温喜按，整个人很没有精神；大便是溏软的。这个病例大便只是溏软，没有下利数十行，完谷不化；中间只是胃脘不舒服，没有胀闷得很厉害；连胆汁都呕出来了，说明重点是在上面。故用甘草泻心汤合左金丸（黄连、吴茱萸）。吴茱萸是散肝寒的，而且是降逆的。患者服用之后效果比较好。虽说叫甘草泻心汤，但甘草才用 9 克，也不算多。此案是在甘草泻心汤的基础上加减，以治上逆为主，既要补中，又要兼顾胎儿。患者服用 3 剂之后症状明显减轻，后来再补 7 剂以巩固疗效。

八、半夏泻心汤证、生姜泻心汤证、甘草泻心汤证的比较

半夏泻心汤、生姜泻心汤、甘草泻心汤三条方的功效差不多，都是辛开、苦降、甘调三方面的组合。

表1　三方比较

方名	半夏	黄芩	黄连	人参	甘草	干姜	大枣	生姜	主要证候
半夏泻心汤	半升	三两	一两	三两	三两	三两	十二枚	—	脘腹痞满心烦，呕吐，肠鸣，下利，口苦，舌苔黄白而腻
生姜泻心汤	半升	三两	一两	三两	三两	一两	十二枚	四两	胃中不和，心下痞满，干噫食臭，胁下有水气，腹中雷鸣，下利
甘草泻心汤	半升	三两	一两	三两	四两	三两	十二枚	—	胃虚气逆，腹中雷鸣，心下痞满，干呕，心烦

（一）病机

【相同点】胃阳虚损，表邪化热乘虚入内，寒热相搏，热郁不得外透。

【不同点】

半夏泻心汤证：兼挟湿浊或寒饮。

生姜泻心汤证：在半夏泻心汤证的基础上兼有宿食水饮。

甘草泻心汤证：在半夏泻心汤证的基础上兼有郁热扰神。

这三个"亲兄弟"的相同点是寒热虚实上下升降是错杂的。半夏泻心汤是整个泻心汤体系的"大哥"，它是一个汇总点，不能说"主之"，因为它面向较广、不精准。

（二）主证

【相同点】胃脘部痞满不适。

【不同点】

半夏泻心汤证：呕而肠鸣——呕吐。

生姜泻心汤证：干呕食臭，腹中雷鸣下利——食臭下利。

甘草泻心汤证：下利数十行，完谷不化，腹中雷鸣，干呕心烦不得眠——下利。

典型的半夏泻心汤证是痞而不痛、满而不痛的，如果夹杂了其他，就可能会痛会硬。生姜泻心汤证是在半夏泻心汤证的基础上有宿食，有一些酸腐之物往上涌，这里有水，所以说是水痞。甘草泻心汤证偏虚，下利比较厉害，很有可能是上面热，下面寒，下面利得厉害，上面热扰心神，还可能会出现心烦。所以此证的特点是寒热分离比较厉害。

半夏泻心汤证是以胃气上逆为主，也有痞，下利不是很厉害。生姜泻心汤证是干呕食臭，此证有宿食，食积在胃里停留的时间比较长，病人经常闻到有酸腐味涌出来，这就是食臭，即食物的臭气，而且腹中雷鸣、下利。甘草泻心汤证下利数十行，完谷不化，也有腹中雷鸣这种情况，还有心烦。

（三）常见证型

（1）偏于湿热：以苔黄、口苦、嘈杂、吞酸为主要临床特征。叶天士以泻心法治中焦湿热，并指出"苦寒能驱热除湿，辛通能开气宣浊"。

（2）偏于寒湿：以苔白、怕凉、腹痛、下利为主要临床特征。

（3）胃热脾寒：临床既有苔黄、口苦、吞酸的胃热证，又有腹痛、下利、畏寒的脾寒证。

（4）痰气痞：酒家或饮家患有心下痞，常伴有恶心呕吐、大便稀溏、舌苔白腻、脉滑等症。

（5）既无热象又无寒象，更无寒热错杂之象，属非寒非热，但以胃脘痞满为主，治以半夏泻心汤，效果很好。

临床所见疾病总是复杂多样的。前三点，患者可能在痞证的基础上偏湿热，主要表现为苔黄、口苦、嘈杂、吞酸、反酸这些主证，是偏热的。还有一些偏寒的，患者的苔可能腻，但不怎么黄，而且肚子怕凉，这是偏寒湿的。还有以脾胃虚寒为主的，主要是消化能力比较差，重点可能在下半部分，症见腹中雷鸣、下利，甚至有完谷不化，例如在大便里见到菜叶、黄豆等。第四点痰气痞，上下不是痞满得厉害，中间痞满得厉害。第五点，寒热不明显，虚实不明显，像寒又不是寒，像热又不是热，这种情况就用半夏泻心汤，这是"宜"。也就是说，心下痞而不硬痛，上面呕得不厉害，下面的症状也不太明显，就以半夏泻心汤为宜。

九、大黄黄连泻心汤

《伤寒论》第154条："心下痞，按之濡，其脉关上浮者，大黄黄连泻心汤主之。"

后世医家称此证为热痞，治当泄热消痞。方中大黄苦寒，泄热和胃开结；黄连苦寒，清心胃之火。以麻沸汤渍之，则味轻气薄，清热而不泻下，治在胃而不及肠。二药合用，使热去结开，则痞满自消。

"心下痞，按之濡"，"濡"是濡软的意思，"心下痞"是指痞而不痛，痞而不硬，按上去比较柔软，它是空的、虚的。"脉关上浮"，寸口的寸关尺三脉中，关脉主中焦，这关脉是偏浮盛的。这个浮不一定是主表，阳明病的脉也是浮的，不过是浮、洪大的。后世医家大多认为大黄黄连泻心汤就大黄、黄连两味药，也有医家说它应该有黄芩（宋代林亿："本方当有黄芩。"），即大黄、黄连、黄芩三味药。

这条方的煎服法非常特别。它没有用补的药，也没有用温的药，只有两味苦寒的药，用麻沸汤渍之。什么是"渍之"？就像泡茶叶，不煮，用开水泡，这样做的目的是取它的轻清之气。因为大黄是往下走的，煮得越久，它越往下走；不煎煮，只用开水轻轻地泡，取它的轻清之气，它就会往上走，清热而不泻下，治在胃而不在肠。热去结开，则痞满自消。我曾诊治一位患者，其做了某个小手术后反复出血，用了很多止血药还是时不时出血，我就开了此方，让其泡水喝，效果非常不错。

十、附子泻心汤

《伤寒论》第155条："心下痞，而复恶寒汗出者，附子泻心汤主之。"

此条论述热痞兼下焦阳虚的证治。无形邪热结于中焦，脾胃升降失常，故见心下痞满；下焦阳虚，不能温阳固表，故见恶寒汗出。治当泄热消痞、扶阳固表。方用大黄、黄连、黄芩苦寒泄热，以麻沸汤浸渍片刻，取其味薄气轻，以清泄上焦之邪热，达到消痞的目的；附子久煎别煮取汁，使辛热之药发挥温经扶阳的作用。

附子泻心汤是在大黄黄连黄芩泻心汤的基础上加一味附子，这搭配完全是冰火两重天，将苦寒、辛热的两组药放到一起。大黄附子细辛汤也是这样。附子泻心汤证有心下痞，又出现怕冷、出虚汗，说明有下焦阳虚，不能固涩，这个时候里面有痞、外面有寒，就要用附子泻心汤。此方是治疗热痞兼有下焦阳虚的。它的煎煮法也非常特别，三味苦寒的药也是用麻沸汤来渍，但是附子是用水来煮的，是浓煎。把用开水泡出来、往上走的药与煎的时间比较长、往下走的附子兑到一起来喝，可温下焦肾阳虚。这样大寒大热不就中和掉了吗？不会的，中药会按性味归经各自发挥作用。

附子泻心汤证与黄连阿胶汤证的比较

附子泻心汤证与黄连阿胶汤证均为上热下寒证。

附子泻心汤证以真阳不足为前提，热是真热，寒是真寒，所以用附子温下寒，用三黄清上热。

黄连阿胶汤证以真阴不足为前提，由于心火独盛于上而阳气不能下煦，所以用滋阴降火的方法治疗。

附子泻心汤证以阳虚为前提，所以往往见有大便稀溏，形寒汗出，舌质淡嫩或暗红，舌体胖大，苔白或苔白润。

黄连阿胶汤证以阴虚为前提，所以往往可见口咽干燥，小便短赤，舌质红绛或光绛无苔，舌体瘦小。

十一、黄连汤

《伤寒论》第173条："伤寒，胸中有热，胃中有邪气，腹中痛，欲呕吐者，黄连汤主之。"

黄连汤即半夏泻心汤去黄芩加桂枝而成，为变治中焦痞呕之方、平调上下之剂。黄连用量也有变化，由半夏泻心汤的一两加到三两。"胸中有热，胃中有邪气，腹中痛，欲呕吐"，此处之"胃"应为胃家，即胃肠，邪气为寒热之气，胃有热，肠有寒。

黄连汤证的病机是上热下寒。上热指胃，波及心胸，当见胃热上冲的"欲呕吐"以及言外之意的"烦闷"（胸中有热），所以重用黄连，独力泻心胃之火；下寒指肠，于证当见寒凝气滞的"腹中痛"，所以用干姜温下散寒。桂枝之用，并非为兼表证而设，而是取其通达上下之力，使上热下寒、欲呕未呕、腹痛而不下利得解。其余用药，人参、甘草、大枣之补虚和中，半夏之助黄连降逆，桂枝之助干姜散寒，就不难理解了。

十二、干姜黄芩黄连人参汤

《伤寒论》第 359 条："伤寒本自寒下，医复吐下之，寒格更逆吐下，若食入口即吐，干姜黄芩黄连人参汤主之。"

【方药组成】半夏泻心汤去甘草、半夏、大枣而成。

【治法】以寒温并用为法，可治上热下寒之证。上热则心胸烦热（胃热熏蒸），饮食入口即吐，下寒则腹泻腹痛，故用芩、连清胃，苦降则呕吐可止；参、姜温脾，脾温则泻利自愈。

十三、半夏泻心汤证、黄连汤证、干姜黄芩黄连人参汤证的比较

半夏泻心汤证：以寒热夹杂、中焦痞塞之痞证为主，故言"但满而不痛者，此为痞"。

黄连汤证：上热下寒，尤以下寒为重，除呕吐外，尚见腹中痛。

干姜黄芩黄连人参汤证：寒热相格，上热下寒，又以上热为重，食入即吐，兼见下利。

熊曼琪教授经验：

附子泻心汤与黄连汤、干姜黄芩黄连人参汤、乌梅丸、麻黄升麻汤同属清上温下之剂，用治上热下寒证。

附子泻心汤以附子为主，与寒凉药配伍；其他四方均以干姜为主，与寒凉药配伍。附子主表而不守，为整体阳虚而设；干姜守中而不走，针对中焦局部阳虚有寒。

附子泻心汤主治的下寒证可有中焦虚寒的表现，但又不限于此，这一点在临床实践中得到了充分证实。

十四、旋覆代赭汤

旋覆代赭汤为生姜泻心汤的变方，即生姜泻心汤去干姜、黄芩、黄连三味，加入旋覆花、代赭石二味。

【病机】痰凝气结，胃气上逆。

【主治】胃虚痰气上逆引起的呃逆、反胃。

旋覆代赭汤多用治杂病，患者必脾胃素虚，因痰气上逆而致心下痞硬，噫气频频。方用人参、甘草、大枣补脾胃；生姜用量独重，比生姜泻心汤之四两还多一两，因其既能健胃又能降气化饮；半夏既能温化痰饮，又能降气散结；旋覆花既能化痰，又能行气；代赭石既能重镇降逆，又能坠痰。

十五、旋覆代赭汤证与生姜泻心汤证的比较

【相同点】心下痞硬。

【不同点】

旋覆代赭汤证：噫气不除。

生姜泻心汤证：干噫食臭、腹中雷鸣、下利。

十六、厚朴生姜半夏甘草人参汤

【病机】 脾虚气滞。

【主证】 腹胀。

【配伍特点】 七消三补。

【方药组成】 厚朴（炙，去皮）、生姜（切）半斤，半夏（洗）半升，甘草（炙）二两，人参一两。

十七、结语

大黄黄连泻心汤证：纯热痞。

附子泻心汤证：阳虚痞。

半夏泻心汤证：胃气痞。

生姜泻心汤证：水气痞。

甘草泻心汤证：虚气痞。

心下痞，按之濡，用大黄黄连泻心汤。

心下痞并见恶寒、汗出，用附子泻心汤。

以痞、呕吐为主要表现，用半夏泻心汤。

以痞、干噫食臭、肠鸣、下利为主要表现，用生姜泻心汤。

以痞、肠鸣、下利日数十行、完谷不化为主要表现，用甘草泻心汤。

（孟繁甦整理　赖海标审校）

第八讲

理中丸的临床应用

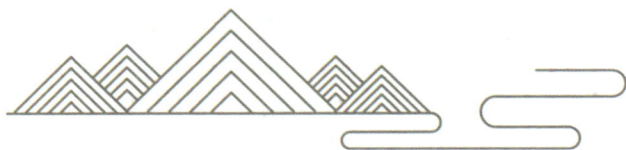

一、引言

《伤寒论》中的理中丸共有四味药——人参、干姜、白术、炙甘草，看似平平无奇，实际内有乾坤，这条方在临床上用得非常多。

理中丸是太阴病证治的代表方，主治里虚寒证。太阳病为表阳证，分为伤寒和中风，代表方分别是麻黄汤和桂枝汤。阳明证可分阳明热证和阳明实证，阳明热证的代表方是白虎汤，阳明实证的代表方是大承气汤。少阳病为半表半里阳证，代表方是小柴胡汤。三阳病之后是太阴病，代表方就是理中丸。当然，还有别的代表方，例如四逆辈，其实四逆辈就包括理中丸。太阴病之后是少阴病，少阴病的代表方是四逆汤，四逆汤偏里，还有偏表的麻黄附子细辛汤、麻黄附子甘草汤等。最后是厥阴病，代表方是乌梅丸，可治寒热错杂、虚实夹杂的病证。

二、太阴病

《伤寒论》第 273 条"太阴之为病，腹满而吐，食不下，自利益甚，时腹自痛……"，是太阴病提纲证。这个条文高度概括了太阴病里虚寒证的病变特点，包含整个消化道的症状：在上为吐，食不下；在中为腹满，时腹自痛；在下为自利益甚，严重下利，为里虚寒证。

第 277 条是关于太阴病的治疗，"自利不渴者，属太阴，以其脏有寒故也。当温之，宜服四逆辈"。四逆辈是指理中丸、附子理中丸、四逆汤这一类方剂，从脾阳虚寒到脾肾阳虚，程度越来越重。脾主升，胃主降。阳虚不能温暖脾脏，脾不升清则下利。"不渴"是一个重要的鉴别点。自利又渴，不属于单纯的太阴病，有可能是热利，如葛根芩连汤证、黄芩汤证等，也有可能是兼夹证。"脏有寒"，指太阴脾脏有寒，并没有强调脾"虚"，故"当温之"，不是当补之。可见，太阴病证治特点是以寒为主，阳气不足，阴寒内盛，治疗应以温阳散寒为主，补为次。在《伤寒论》里，用什么方治疗有多种表达方式，如

"宜""主之"。"主之"的针对性强，属于强烈推荐，"宜"的范围就要宽一些，表示可以考虑。

太阴病多虚、多寒、多湿。多虚是指阳虚；多寒是阳虚导致寒盛；多湿是由于脾不运化，水湿停聚。理中丸主治太阴虚寒证，临证多见夹湿、夹痰、夹瘀、夹热、夹气滞，应酌情加减用药，使方证相应。血得寒则凝，得温则行，阳气不足，气血运行不畅，可出现瘀血的病理状态。脾不升，胃不降，胃气上逆，上焦热不能下行，可出现上热证候。脾不运化，肠胃蠕动减弱，气机运行失常，可导致气滞，出现腹胀、腹满。

"口不渴"是阴性症状，渴与不渴，对于下利的辨证是重要鉴别点。太阴病是"自利不渴"，少阴病是"自利而渴"，厥阴病是"消渴""下之利不止"，三阴病都有下利，应联系来看，仔细体会其中的区别。

以八纲（阴阳表里寒热虚实）来解读六经，太阴病位在里，病性属虚属寒。用经络脏腑来解读六经，太阴是足太阴脾经，太阴病就是脾病，包括脾脏和脾经。无论是里虚寒证还是脾虚有寒证，都属于理中丸的证治范围。正如《医宗金鉴》所言："四逆辈者，指四逆、理中、附子等汤而言也。"

三、太阴病和阳明病比照

《伤寒论》第180条和第273条分别是"阳明之为病，胃家实是也"和"腹满而吐，食不下，自利益甚，时腹自痛"，概言之，可理解为"胃家实"和"脾家虚"。阳明病和太阴病都是里证，分别是里阳证和里阴证。里阳证包含白虎汤证和承气汤证，里阴证包含理中丸证和健中汤证。"胃家实"中的"胃家"是指胃、小肠、大肠等整个消化道。"胃家实"包含病位和病性，胃家为病位，"实"指病性，属实热。如果无形的邪热尚未与有形的燥屎相结合，表现为"大热、大汗、大渴、脉洪大"四大证，就是白虎汤证、白虎加人参汤证。如果无形的邪热与有形的燥屎相结合，产生了"痞、满、燥、实"四大证，就是承气汤证，包括三承气汤证。"脾家虚"以脾阳虚为主，可能有脾气虚。"当温之"说明"阳虚致寒"，病性以脾寒为主，不是以脾气虚为主。

参照这个说法，也可以拓展到"少阳之为病，胆家热"和"厥阴之为病，肝家寒"等说法，即"胆热"和"肝寒"。

四、以脾胃为中心

理中丸离不开脾，离不开中焦。脾和胃相表里，不能分割来看。脾胃有两大特点：第一，脾胃是气血生化之源。饮食依靠胃的受纳、腐熟作用，化生水谷精微，上升到脾，通过脾气散精，再上归于肺，通过肺朝百脉，宣发输布到四肢百骸、五脏六腑。可见脾胃是气血生化之源，"有胃气则生，无胃气则死"，此处的胃是指脾胃，不是单纯指胃腑。第二，脾胃是脏腑气机升降的枢纽。五脏分为三大部分：上焦心肺，中焦脾胃，下焦肝肾。脾主升，胃主降，肝随脾升，肺随胃降。肝升于左，肺降于右。如果脾阳虚衰，不能温煦脾脏，则脾气不升，胃浊不降，脾胃枢纽失常，五脏气机紊乱，变生诸病。

历代医家都高度重视中焦脾胃。李东垣是补土派的代表人物，还有明代的薛己、张景岳，清代的黄元御，清末民国时期的彭子益等，都非常重视脾胃，以脾胃为中心。李东垣认为脾胃主运化，升清降浊，升降有序，如果内伤脾胃，则百病由生。御医黄元御的代表作《四圣心源》强调脾胃中气为肝心肺肾功能的轴心，突出脾胃，其他四脏都是围绕脾胃转的。彭子益的代表作《圆运动的古中医学》在黄元御的基础上演绎了中气四维，认为脾升胃降像一个轮子一样，轴轮互运而成圆运动。这三位医家都强调以脾胃为中心，侧重点略有不同。李东垣侧重于探讨脾胃内伤引起的脏腑功能失常，黄元御侧重于探讨脾胃中气与肝心肺肾之间气机及功能的协调，彭子益侧重于探讨脾胃中气与其他脏腑、经络在生理功能上的相互影响。

五、经典条文

共有三个条文涉及理中丸，两条在《伤寒论》里，一条在《金匮要略》里。

《伤寒论》第 386 条："霍乱，头痛发热，身疼痛，热多欲饮水者，五苓散主之；寒多不用水者，理中丸主之。"

《伤寒论》第 273 条到第 280 条，共有八个条文是关于太阴病的。理中丸是太阴病证治的主方，出现在霍乱病篇及阴阳瘥瘥后劳复病篇。《伤寒论》里的霍乱与西医所说的霍乱不同，后者属于甲类传染病，是由霍乱弧菌引起的烈性传染病。而中医所说的霍乱不全是传染病，而是指在太阳病的基础上误治或失治，出现剧烈上吐下泻的一系列证候，可能也包含了传染病霍乱的一部分。

霍乱患者表里同病，既有上吐下泻的里证，又有发热、头痛、身疼痛的表证。值得注意的是，霍乱的治疗鉴别，寒热偏盛是关键。若热证居多，则以五苓散为主方；若寒证居多，则用理中丸。

《伤寒论》第 396 条："大病瘥后，喜唾，久不了了，胸上有寒，当以丸药温之，宜理中丸。"

这里的"有寒"，"当以丸药温之"，再次突出理中丸证的病机特点是寒。"大病瘥后"中的大病，提示病后身体极度虚弱，出现总是唾涎沫的症状，要与少阳病的"喜呕"相鉴别。"喜唾"是因为胸腹有寒，治"当温之"，宜四逆辈。脾阳虚弱，不能运化水湿，水饮上犯，因此喜唾涎沫，要用理中丸这一类温中燥湿药来治疗。半夏燥湿化痰、和胃降逆，砂仁芳香化湿、开胃醒脾，理中丸加上这两味药，即后世的砂半理中汤，两味药一升一降，符合脾胃的生理特性，可恢复气机升降。

《金匮要略·胸痹心痛短气病脉证治》："胸痹，心中痞气，气结在胸，胸满，胁下逆抢心，枳实薤白桂枝汤主之，人参汤亦主之。"

理中丸和人参汤是同一个方剂。

"胸痹，心中痞气，气结在胸，胸满，胁下逆抢心"的病机特点是胸阳不振，痰气互结，症见胸满而痛，甚或胸痛彻背，喘息咳唾，短气，气从胁下冲逆，上攻心胸。"胁下逆抢心"是形容有气从下面往上撞击心脏、堵住心脏的一种感觉。患者多诉胸中憋闷，气喘难以呼吸，有被堵住胸心的感觉。胸痹的病理特点可归结为"虚实"两个字，虚有阳虚、阴虚之分，实有痰、水、瘀、寒之别。治疗胸痹的常用经方有：瓜蒌薤白白酒汤、瓜蒌薤白半夏汤、枳实薤白桂枝汤。三方中均应放白酒同煎，以加强通阳行痹之功。枳实薤白桂枝汤的配伍特点：一是寓降逆平冲于行气之中，以恢复气机之升降；二是寓散寒化痰于理气之内，以宣通阴寒痰浊之痹阻。当然，治疗胸痹的方剂远不止以上三方。小陷胸汤是治疗痰热互结的经方，包括半夏、瓜蒌、黄连三味药，也可以治疗痰热互结型胸痹。

如何理解"枳实薤白桂枝汤主之，人参汤亦主之"？此条是胸痹的鉴别诊断，胸痹分寒热虚实。如果是胸阳不振，痰气互结引起的胸痹，应用枳实薤白桂枝汤。如果是脾阳虚弱，运化失司，水饮停滞，寒水上犯引起的胸痹，就用理中丸。

六、理中丸煎服法

理中丸四味药——人参、干姜、白术、炙甘草用量相同，都是三两。煎服法如下："用水八升，煮取三升，去滓，温服一升，日三服。服汤后，如食顷，饮热粥一升许，微自温，勿发揭衣被。"本方需要温服，服药后喝热粥一升许。"服汤后，如食顷"，是指服用丸药或汤剂之后，需要等待一段时间再进食，以免影响药效。"饮热粥一升许"，是指在服用丸药或汤剂之后，需饮用一些热粥来温暖身体，有助于加速药物的吸收和降低药物对胃部的刺激。"微自温，勿发揭衣被"，是指在饮用热粥之后，要避免脱下过多的衣物，以免影响药物吸收和导致身体失去过多的热量，影响康复效果。

值得一提的是，经方煎服法里需要喝热粥辅助的还有几条方。例如桂枝汤，服药后要喝热粥，然后盖被子捂汗，不能出大汗，要全身微微汗出。桂枝汤喝热粥和理中丸喝热粥有什么不一样？理中丸喝热粥是为了温补中阳，桂枝汤喝热粥是为了益胃解表，使得有足够的胃阴，津汗同源，若发汗过多，会损伤胃津。我们要理解不同经方煎服法中汗出的意义。

理中丸的功效是温中，中指中气、脾胃之气，主要是脾。这条方的特点主要是温，其次是补，所以是温中而不是补中。胃以通为补，脾以运为健。

七、理中丸加减法

（1）若兼见脐上筑（脐上悸动之意），为肾气发动之兆，应去白术加桂枝，降逆平冲，因为桂枝有降逆的作用。例如，桂枝加桂汤治疗奔豚气（气从脐下、丹田往上冲），加大桂枝用量以降逆平冲。去白术是因为白术偏壅补，容易导致腹满，所以《伤寒论》中凡是出现腹满，多去白术或者白术减量。

（2）若呕吐频繁，为胃气上逆之候，应去白术而加生姜，以和胃止呕。胃虚或者有痰饮，胃气上逆，去白术。生姜性温，既可和胃止呕，又能化饮利水。若腹泻为甚，虽有吐，仍用白术健脾燥土以止泻。

（3）若心下悸而小便少，为夹蓄饮之征，应加茯苓以利小便。脾阳虚不能运化水湿，水饮为患，导致心下悸，小便少。患者感觉到剑突下胀闷，甚至可闻水声，加茯苓以淡渗利湿。

（4）若口渴而欲饮水，属脾虚而津液不布，应增加白术的剂量，健脾以行津液。口渴欲饮水，提示津液受损。口渴而不欲饮水，多是水饮痰湿，邪阻经络，津液不能有效输布，患者虽感到口渴，但不想饮水。在询问病史的时候一定要有这个临床思维。口渴有多种原因，如邪热、津亏、痰饮、血瘀、阳虚等，均可导致口渴，临证要分清病因。脾虚水停，津液不布，出现口渴而欲饮水，可增加白术用量，健脾气以行津液。白术和茯苓都可健脾祛湿，但两者的作用靶点不一样。白术是培土的，补脾土以燥湿。正如一摊水，想把水去掉有以下办法：第一，加点土，水就被土吸走了；第二，挖沟把水引走。白术是第一种，补土以燥湿。白术健脾燥湿，使病理之水重吸收重利用，转化为生理之水，转为津液，人就不口渴了。茯苓是第二种，淡渗利水，将水饮通过小便排出体外，水去则土燥，也达到了健脾的目的。在脾虚的情况下，出现既口渴又想饮水，下利不严重，这个时候应该用生白术而不是炒白术。大剂量的生白术（50克以上）可以治疗因脾虚肠道传导无力导致的便秘，炒白术则是燥湿止泻。白术既通便又止泻，这也体现了药物的双向作用。

（5）若中寒甚而腹痛，应增加干姜的剂量以暖脾寒。中寒严重，需要增加干姜的剂量，干姜能辛热散寒温脾阳。"中寒盛"则腹部冷，应多穿衣服来保护腹部温度，不喝凉水，不吃冰冻食物，否则会加重腹泻。

（6）若腹不痛而胀满为甚，应去白术，而加附子以助阳气，消阴寒之凝结。单纯用干姜不够力，需要加用附子温阳散寒。脾阳虚严重，不能充分运化，出现腹痛、泄泻等症，都可以加少量附子来温散阴寒之气。

以上就是《伤寒论》里的理中丸加减应用。我们再大致总结一下后世对理中丸的临床常用加减应用：

呕吐者，加半夏；黄疸者，加茵陈；兼肢冷神萎，加附子，名附子理中丸；兼烦躁、心下痞痛，舌红、苔黄腻者，加黄连，名连理汤；兼汗出恶风者，加桂枝，名桂枝人参汤；兼冷食积滞胃脘胀气者，加陈皮、青皮，名治中汤（陈皮偏治脾胃，主要是燥湿化痰、理气、和胃消食的；青皮偏治肝气郁结，主要是疏肝理气的）；兼痰湿内聚，呕吐清水者，加半夏、茯苓，名理中化痰丸；伴腹胀痞满者，加枳实、茯苓，名枳实理中丸。

八、理中丸的君药

理中丸里的四味药等量，究竟何药为君？

第一种观点：成无己在《伤寒明理论》中指出："人参味甘温，……缓中益脾，必以甘为主，是以人参为君。白术味甘温，……温中胜湿，必以甘为助，是以白术为臣。甘草味甘平，……补中助脾，必先甘剂，是以甘草为佐。干姜味辛热，……散寒温胃，必先辛剂，是以干姜为使。"人参为君，干姜为使，后世多承袭此论。成无己是第一个注解《伤寒论》的人，他的观点比较重要。

第二种观点：李东垣在《内外伤辨惑论》中指出："干姜辛热，于土中泻水，以为主也。"李东垣是补土派的代表人物。《中国医药汇海·方剂部》也言："方中以干姜为主，为暖胃之要药；佐白术健胃去停饮，人参补中气，甘草以缓急迫。"

第三种观点：白术为君药。这不是主流观点。

我的观点：干姜为君药。四逆辈"当温之"，突出这个"温"字。理中丸的功效是温中健脾，突出"温"，而不是突出"补"。理中丸四味药中，人参偏补；干姜偏温、散寒；白术健脾燥湿；炙甘草一是补中，二是调和诸药，三是缓急。干姜附子汤和四逆汤就差了一味甘草。有甘草的四逆汤和没甘草的干姜附子汤有什么不同？干姜附子汤起效快，药效持续时间短，而四逆汤能持续作用，后劲足，当然，甘草还有解附子毒的作用。虽然《伤寒论》中理中丸四味药的用量一样，都是三两，但我们临证时要看患者是以虚为主还是以寒为主，如果是以寒为主，要以干姜为君药；如果寒证不太明显，虚证居多，则以人参为君药。如果以干姜为君药，方中干姜用量不一定独大。以人参为君药时，干姜用量宜小，要少于人参用量，突出人参的补益作用。

理中丸的甘草

王好古是李东垣的学生，其所撰《汤液本草》中有："或问：附子理中、调胃承气皆用甘草者，如何是调和之意？答曰：附子理中用甘草，恐其僭上也；调胃承气用甘草，恐其速下也；二药用之非和也，皆缓也。"这个"缓"字非常重要，缓其僭上可提升温补效果，就像火炉慢慢地烤，而不是瞬间热得受不了。

九、理中丸的临床应用

理中丸在消化系统疾病治疗中应用很多，但不限于脾胃病，很多疾病都会导致脾胃功能障碍，治疗离不开理中丸，或者说离不开其内在机理。

下面比较一下理中丸证的常见证候。据临床观察，理中丸证的腹痛程度比不上大、小建中汤证，其中大建中汤证的腹痛更加严重。理中丸证的腹胀程度不如大、小承气汤证。理中丸和大、小承气汤都是治疗里证的，但大、小承气汤是治疗阳明腑实证——痞、满、燥、实的。理中丸证的痞满程度不如三泻心汤证。痞满是胀满的意思，自觉胃脘有物堵住，餐后更明显。

十、经典医案

下面列举几个医案，来加深对理中丸证的理解。学习经方，要从医案学起。

刘渡舟医案

余在青年时期，一次因食生冷而致脾寒作泻，乃就医于某老中医。诊毕授以理中丸，嘱曰：白天服三丸，夜间服二丸。余服药一日，下利依旧，腹中仍疼胀，乃问于老中医：胡不效耶？曰：腹犹未热？答：未觉。曰：次第服之，俟腹热则病愈矣。后果然腹中发热而病愈。当时颇奇其术之神，后学《伤寒论》理中丸的方后注，方知出自张仲景之手，而更叹老中医学识之博。

高建忠医案

张某，男，54岁。

2010年8月22日初诊：

自诉间歇性腹泻10年余。每日晨起即便泻，饮食不慎、情绪波动、遇冷受风皆易腹泻，故不能应酬、不敢出差。虽经多方治疗，但收效甚微。食欲尚可，不喜饮水，睡眠尚可，无明显四逆。舌质淡暗，舌苔白，脉虚弦。

证属脾肾虚寒，兼肝脾不和。治以温中祛寒、疏肝和脾为法，方用理中丸合痛泻要方加减。

处方：红参9克，炒苍术12克，干姜9克，炒白芍12克，防风3克，茯苓12克，炙甘草3克。4剂，水煎服。

2010年8月28日二诊：

自诉服药后，大便时腹中急迫感已无，大便由晨起便泻可延至中午前后。

上方干姜改炮姜，加补骨脂9克。7剂，水煎服。

后上方稍作加减，间断服用至次年春季，共服中药80余剂，腹中轻快，大便正常，精神明显好转，体重有所增加。出国旅游，竟可食西餐、可吹冷气。

这则医案说明治疗脾胃病需要较长时间。这是一个常规病例，辨证比较容易，用方也没有难度，但前面很多医生用过理中丸、痛泻要方、四神丸，又加了补骨脂、炮姜，为什么没有效果呢？原因是：第一，大方大剂加重了脾胃负担。脾胃本就虚弱，加了几十种药物，脾胃负担不了，而且药物与药物之间互相牵制，不能被有效吸收，所以效果不明显。第二，没有用人参。患者病史太长，虚得比较厉害，干姜用了，炮姜也用了，但是没有用人参，而代以党参或太子参，力量比较薄弱。这启示我们在临床上遇到治疗效果不好的患者，应该分析一下前医用药是否对症、用量用法是否合理。

十一、理中丸类方

学习《伤寒论》，从方证入手，从类方着眼，是比较好的切入点，容易理解和掌握。徐灵胎的《伤寒论类方》将方剂一共分为十二类，其中归到理中丸类方的方剂有：真武汤、附子汤、甘草附子汤、苓桂术甘汤、桂枝附子汤、桂枝附子去桂加附子汤、芍药甘草附子汤、桂枝人参汤。

（一）桂枝人参汤

《伤寒论》第163条："太阳病，外证未除而数下之，遂协热而利。利下不止，心下痞硬，表里不解者，桂枝人参汤主之。"

【方药组成】桂枝四两，甘草（炙）四两，白术三两，人参三两，干姜三两。

【煎服法】上五味，以水九升，先煮四味，取五升，内桂（桂枝后下），更煮取三升，去滓，温服一升，日再（一天两次），夜一服。

本条的"协热而利"是表热，与葛根芩连汤证的热利不同。

从方药组成来看，桂枝人参汤由理中丸加桂枝组成。太阴脾虚寒，在脾胃虚弱的基础上出现一些表证，这个时候可以考虑用桂枝人参汤加减，桂枝辛温解表、通阳和阴。理中丸主治太阴虚寒，加桂枝可开太阳之表，因此桂枝人参汤可以治疗太阴太阳合病。在此基础上，若表证较多，可加防风、荆芥，也可加芍药，蕴含桂枝汤之意。临床上我们可以把桂枝人参汤看作理中丸合桂枝汤的加减方。虚寒之体又感风寒之证，可考虑用理中丸合桂枝汤、理中丸合麻黄汤，或理中丸加紫苏、防风等。李东垣用补中益气汤合麻黄汤化裁出治疗体虚外感之名方——麻黄人参芍药汤（人参、麦冬、五味子、麻黄、桂枝、白芍、炙甘草、黄芪、当归）。虽然用药不同，但组方思路与桂枝人参汤类似。

将桂枝看作温通阳气或温通血脉之用，桂枝人参汤用于内伤病的治疗则既不需要有在表之恶寒症，也不需要有发热症。例如，黄连汤是将半夏泻心汤去黄芩加桂枝，桂枝在这里不是起解表作用，而是起温通作用；还有柴胡桂枝干姜汤的桂枝，也是起通阳作用。

相关方证比较

葛根黄芩黄连汤证：太阳阳明合病，表里都有热，还有下利。

桂枝人参汤证：表里皆寒，也有下利，这个利是寒利。

厚朴七物汤证：里实腹满而发热。

桂枝人参汤证：里虚腹泻而发热。

刘渡舟医案

陈某，19岁。头疼身痛，发热恶寒，大便作泻，每日四五次，无红白黏液，腹中绵绵作痛，切其脉浮弦而缓，舌苔薄白而润。前医用藿香正气散未能取效。余辨为表里皆寒的"协热利"证，遂用桂枝人参汤，令其先煮理中丸，后下桂枝，日夜服之，两剂而愈。

这个例子的煎服法是桂枝后下，我们在临证时可以参考。

（二）附子理中丸

附子分为两类，一类是生附子，一类是炮附子，生附子主要用于回阳救逆，炮附子主要用于温阳散寒。在附子理中丸中，如果使用附子的着眼点在于邪气，用其温散阴寒，当用大剂；如果使用附子的着眼点在于正气，即用其温振阳气，则需用小剂，因为少火生气。清代张璐在《张氏医通》附子理中丸方下有一段按语："方中用参三钱，仅可用附一钱；若峻用温补，用参一两，方可加附三钱；如寻常小剂，用参一钱，只可用附三分。设不审此，而附过于参，下咽之后，壮火食气，反招竭泽之殃，制剂不可不讲。"

赖海标医案一

谢某，男，61 岁，韶关南雄人。

2018 年 5 月 15 日初诊：

自诉反复腹泻 5 年，久治不愈，于 2015 年在他院因乙状结肠重度不典型增生，行腹腔镜下部分切除术，术后出现先硬后溏，里急后重，症状逐渐加重，痛苦不堪，每次大便都想哭，先后多次服中西药治疗但无效。有糖尿病、银屑病、胃炎等病史。舌淡有齿印，脉滑。

辨为脾阳虚弱，夹湿热气滞，予附子理中丸加减。

处方：制附子 5 克，干姜 10 克，炒白术 10 克，炙甘草 5 克，葛根 30 克，广木香（后下）10 克，藿香（后下）10 克。7 剂，每天 1 剂，水煎服。

患者服第一剂药后症状已明显好转，服完 7 剂后症状基本消失。

此案去掉人参是因为患者有湿热，否则会闭门留寇。葛根、广木香、藿香三味药来自钱乙的七味白术散，可行气解郁、芳香化湿、升清止泻。

赖海标医案二

患者为女性，61 岁，退休人员。

2018 年 2 月 12 日初诊：

自诉反复五更泻 5 年余，呈水样便，腹痛则泻，泻后痛减，伴有腹胀、反酸，偶有胸闷，性急躁，多梦，偶有干咳。舌淡红，苔薄白，脉稍细弱。既往有慢性支气管炎病史。

辨为脾肾阳虚，方用附子理中丸合四神丸加减。

处方： 黑顺片 10 克，干姜 10 克，党参 15 克，炒白术 10 克，炙甘草 10 克，吴茱萸 5 克，肉豆蔻 10 克，五味子 10 克，补骨脂 15 克，姜半夏 10 克。7 剂，每天 1 剂，水煎服。

此案用半夏主要是考虑到患者有腹胀、反酸等胃气上逆症状，胃气一上逆，肺气就降不下来，因为肝随脾升、肺随胃降。

（三）甘草干姜汤

甘草干姜汤可看作理中丸的半条方，没有白术、人参，也可看作四逆汤的三分之二条方，没有附子。《伤寒论》各方中的甘草几乎都是用炙甘草，只有两条方用生甘草：一是甘草汤，二是桔梗汤。甘草干姜汤中，甘草须蜜炙，干姜须炮制，这样温阳之力更强；甘草剂量至少是干姜剂量的两倍。此方主治误发少阴之汗后手足厥冷之证；在《金匮要略》中有：治疗肺痿吐涎沫，不渴（说明没有热），遗尿，小便频数，头目眩晕，而多涎唾之证。总之，甘草干姜汤可温太阴肺、脾之寒，通阳气、行津液为其所长。

赵守真医案

吾见前服诸方于证未尝不合，何以投之罔效？细诊其脉，右部寸关皆弱，舌白润，无苔。口淡，不渴唾涎，食纳略减。小便清长而不时遗，夜为甚，大便溏薄。审系肾脾肺三脏之病，但补肾温脾之药服之屡矣，所未能服者肺经之药耳。复思消渴一证，肺为水之高源，水不从于气化，下注于脾肾而不能约制，则关门洞开，是以治肺为首要，而本证亦何独不然。景岳有说："小水虽利于肾，而肾上连肺，若肺气无权，则肾水终不能摄。故治水者必先治气，治肾者必先治肺。"本证病源于肾，因知有温肺以化水之治法。又甘草干姜汤证原有遗尿之源，更为借用有力之依据，遂给予甘草干姜汤：炙甘草 24 克，干姜（炒透）9 克。日二帖。三日后，遗尿大减，涎沫亦稀。再服五日而诸症尽除。然以八日服药 16 帖，竟愈，此难治之证，诚非始料所及。

（张梓钰整理　赖海标审校）

第九讲

附子在经方中的应用探析

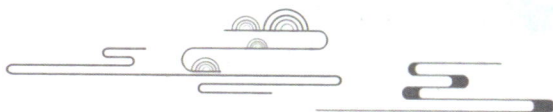

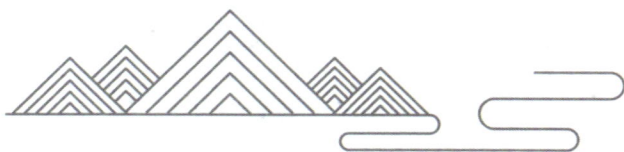

一、引言

附子最早出自《神农本草经》，具有回阳救逆、补火助阳、散寒止痛的功效，是一味非常重要的中药，但其有毒性，因此在剂量、配伍、煎煮等方面都有一定的特殊性，使用时需倍加重视。

明代名医张景岳把附子列为"药中四维"之一。他在《景岳全书》的"新方八略引"中说："夫人参、熟地、附子、大黄，实乃药中四维……人参、熟地者，治世之良相也；附子、大黄者，乱世之良将也。""药中四维"有两个良相、两个良将，非常有意思。我们治病要用良将冲锋陷阵，祛除病邪，也要有良相运筹帷幄，提供支援。良相扶正，良将祛邪。附子大热，大黄苦寒。《神农本草经》里说大黄能"推陈致新"，即除旧生新，大家不要认为大黄只有通便作用，通便只是结果。

关于附子，历代医家对它有不同看法，有人视之为良将，也有人视之为毒药。清代名医张隐庵在《本草崇原》中说："甚至终身行医，而终身视附子为蛇蝎，每告人曰：附子不可服，服之必发狂，而九窍流血；服之必发火，而痈毒累身；服之必内烂五脏，今年服之，明年毒发。"近代名医恽铁樵也说："附子为最有用亦最难用的药物。"

附子是毛茛科植物乌头的侧根，也叫子根，以四川省江油市、布拖县产为道地药材。该植物的两边子根，侧根是附子，母根是乌头。《金匮要略》里有种药叫天雄。天雄可以理解为又长又大的侧根，比普通的附子大，其名是得天地之精华、药力比较雄浑的意思。

下面我们从不同角度来探讨附子，包括功效、用药指征、用量、配伍、炮制、煎服法。

二、附子的功效

功效一：回阳救逆

附子大辛大热，有回阳救逆的作用。回阳救逆要用生附子，不用炮附子。

四逆汤只有三味药：生附子一枚，干姜一两半，炙甘草二两。可治阳气虚衰所致的肢厥、下利等症。《伤寒论》第281条："少阴之为病，脉微细，但欲寐也。""寐"指的是睡觉。少阴心肾阳气虚衰，阳虚不能养神，就会出现白天总想睡觉，提不起精神。脉搏的正常跳动，主要靠阴血的充盈和阳气的鼓荡。阳气虚则脉微无力，阴血虚则脉细小。因此，少阴病脉微细，是指阴阳两虚，以阳虚为主。

回阳救逆，为什么叫"回阳"，不叫"温阳"？阳气虚衰，阴寒内盛，阳不制阴，出现内外皆寒。虚阳上浮，是指阳衰于下，阴寒下盛，迫阳上浮，治应温阳散寒，引火归原。"逆"是指四肢厥逆，手脚冰冷。温补心肾之阳，阳回则肢暖，故谓回阳救逆。

附子辛热，主动，走而不守，通行十二经脉。《黄帝内经》说"阳气者，若天与日，失其所，则折寿而不彰"，附子的作用就像太阳，能给脏腑经络和皮肤腠理带来热量和能量。寒邪收引、凝滞，可致肢体疼痛、经脉痉挛，使用温阳药物后，能温阳燥湿，温通经脉。

功效二：温经祛湿

附子可温阳祛湿，通络止痛，用治寒湿风湿阻滞经络导致的诸多痹痛。

（1）桂枝附子汤，可治身体疼痛不能转侧的风湿在表之证。

以下桂枝附子汤类方很相似：

①桂枝附子汤：桂枝汤去芍药，加炮附子三枚。

②桂枝加附子汤：桂枝汤，加炮附子一枚。

③桂枝去芍药加附子汤：桂枝汤去芍药，加炮附子一枚。

由此可以看出，桂枝加附子汤有芍药，而桂枝附子汤和桂枝去芍药加附子汤都没有芍药，但附子用量不一样。

（2）甘草附子汤，可治风湿留滞关节所致骨节疼痛。

甘草附子汤里有桂枝、白术，可治风湿留滞关节所致骨节疼痛。湿在肤表、在肌肉、在骨节，治疗的着力点不在里而在表。桂枝辛温，走而不守；白术温中燥湿，脾主运化，脾阳虚则不能运化水湿，例如白术附子汤、去桂加白术汤，可治寒湿在表。甘草附子汤中有两味药是往表走的，一味是辛热的附子，一味是辛温的桂枝，把全方的作用点输送到体表。此方的重心是放在上还是放在下？是在表还是在里？除了主要药物的药性之外，还需靠一些具有升降浮沉作用的药去引领带动，即君臣佐使中的使药。就像王清任的血府逐瘀汤，四逆散理气，桃红四物汤活血，还用了两味引经药，一味是往上走的桔梗，一味是往下走的牛膝。又如李东垣的普济消毒饮，可治大头瘟，用黄连、黄芩清热泄火，祛上焦头面热毒，为君药；牛蒡子、连翘、薄荷、僵蚕辛凉疏散头面，为臣药；还用升麻、柴胡、桔梗等药疏散风热，引药上行，为佐、使药。

（3）桂枝芍药知母汤，可治中风历节肢体疼痛。

桂枝芍药知母汤出自《金匮要略》的中风历节病篇和虚劳病篇。方内的麻黄、白术、防风、附子，具有温阳散寒、祛风除湿的作用。主治寒湿留滞骨节，致肢体关节疼痛。因为此证微微有点化热，所以加用凉润的知母。

（4）桂枝去桂加白术汤，可治寒湿在表之疼痛。

桂枝汤去芍药后加附子，叫桂枝去芍药加附子汤。它再去桂枝就是桂枝去桂加白术汤。《伤寒论》里有"去桂"两个字的方有两条：一条是第28条的桂枝去桂加茯苓白术汤，另一条就是这条方。去桂加白术，加起来五味药——附子、白术、炙甘草、大枣、生姜。这五味药可治寒湿在表的疼痛。白术健脾燥湿，附子辛热燥湿，其发挥功效的过程就像冬天早上寒湿的大地，等太阳一出来，很快就会干燥。阳气有这个效果，中医术语叫温阳除湿。

在这类方中，均取附子的温经通络、逐湿止痛之功。

功效三：温阳止痛

附子可治阳虚阴凝、沉寒痼冷所致疼痛，非纯阳之品不足以解其寒凝。

阳虚阴凝，凝结不通，导致气血阻滞，引发疼痛。疼痛的病机大概有两种情形，一是不荣则痛，二是不通则痛。不荣则痛，是指缺少阳气的温煦或者阴血的濡养，导致疼痛。不通则痛，是指气滞、血瘀、寒凝、痰湿等病邪阻滞经络，导致气血津液流通不畅而疼痛。不荣则痛与不通则痛是相辅相成的。例如，补阳还五汤里用了大量理气活血的药物，桃红四物去地黄，是因为地黄性黏腻，故改用地龙，地龙是走经通络的，还用了大量黄芪补气以行血，既有荣也有通的意思。

附子秉纯阳之气，走而不守，通行十二经脉。凡是脏腑阴寒内结、本虚标实的疼痛，常常用附子来通阳止痛。如乌头赤石脂丸治疗真心痛，胸痛彻背，背痛彻胸。寒凝经脉，血行不畅，用附子温阳散寒，通脉止痛。

《伤寒论》与《金匮要略》里，附子用量最多的是大黄附子汤和桂枝附子汤两条方。大黄附子汤中附子用了三枚，桂枝附子汤也用了三枚。大黄附子汤除大黄、附子外，还有细辛，共三味药。大黄是苦寒的，附子是辛热的，张仲景把这两味药放到一起治疗寒积、冷积。此证的积滞性质属寒，因阳气虚衰，无力把寒积排出体外。清代医家张秉成在评价这条方时说："非温不能散其寒，非下不能去其积。"

功效四：温阳益肾

肾为先天之本，内寓元阴元阳。肾阳是先天之阳、命门之火。治疗少阴病，肾阳虚馁，命门火衰，可用附子来温壮元阳、补益肾火。

《伤寒论》第 294 条的"难治"、第 295 条的"不治"，再到第 296 条至第 300 条的"死"证，说明在六经证中少阴病最重。

真武汤主治阳虚水泛之头眩、心下悸、身瞤动、振振欲擗地、小便不利、四肢沉重疼痛、腹痛、下利等症。真武汤中有附子、茯苓、白术、生姜、芍药，其证为阳虚水泛、真阳不足、水饮内停。

附子汤主治少阴病阳虚寒湿之身痛、手足寒、骨节痛、脉沉者。真武汤有生姜；附子汤不用生姜，用人参。

肾气丸主治肾阳虚弱之虚劳腰痛、少腹拘急、小便不利、痰饮、消渴、妇人转胞等症，均取附子温补肾阳之功。《金匮要略》中肾气丸用桂枝、炮附子各一两。

附子一枚，按照现在的说法，一般有 15~20 克，大附子有 25~30 克。附子配桂枝，一味是辛热的，一味是辛温的，附子温阳，桂枝通阳。明代名医张景岳说得好："善补阳者，必于阴中求阳，则阳得阴助而生化无穷。"以少量补阳药，配伍大量养阴药，取少火生气之意。

功效五：温中散寒

张仲景用附子温中散寒，主要在杂病部分，如《金匮要略·腹满寒疝宿食病脉证治》里提到"腹中寒气，雷鸣彻痛，胸胁逆满，呕吐，附子粳米汤主之"，附子起温中散寒之效。

功效六：温阳固表

太阳主表，少阴主里，足太阳膀胱与足少阴肾互为表里关系。太阳与少阴互为表里，太阳卫外之阳实根于少阴肾之真阳。当阳气不足，阳虚不能有效温煦，会出现身寒、恶寒蜷卧，轻证怕风，重证恶寒，进一步发展则是四肢厥冷。对于外有表寒而在内之命门真火沉衰者，张仲景多用附子温阳固表。

麻黄附子细辛汤、麻黄附子甘草汤主治太少两感之太阳少阴合病。桂枝加附子汤主治太阳病表邪未解而卫阳已虚之阳虚漏汗证，取附子温阳固表之功效。《伤寒论》第20条"发汗不得法"有两种意思：一是不应该发汗而用了汗法，二是虽应该发汗，但发汗太过，阳随汗脱，阳气丧失严重，致遂漏不止、恶风、小便难、四肢微急、难于屈伸等症，用桂枝加附子汤主之。

阳气有固摄的作用，阳气不足则不能固表，所以加附子温阳固表。我有一个习惯，在切脉之前会摸一下患者的前臂，看看是湿润的还是干燥的。有些白领女性，久坐办公室，缺少运动，肤白细腻，怕风易感冒，走几步就汗出溱溱，此类人多是桂枝汤证。如果汗出较轻，可用桂枝汤加黄芪，用桂枝汤加玉屏风散也挺好，我经常用。汗出再重一点的，就用桂枝加附子汤固表止汗。

太阳少阳合病不能叫太少两感，叫"两感"的都有表里关系，太阳病与少阴病是表里关系，太阳病与少阳病不是表里关系。

以上将附子的功效大体罗列了一下，有回阳救逆、温经祛湿、温阳止痛、温阳益肾、温中散寒、温阳固表等作用。

三、附子的用药指征

《伤寒论》第 281 条有"少阴之为病，脉微细，但欲寐也"，脉微提示阳微，脉细提示阴虚，营血不足，整个脉管细小如一条线。脉无力鼓起来，且血容量不足，则是阴阳两虚。"但欲寐"指的是无精打采，似睡非睡、似醒非醒。

使用附子的两个要点：一是脉，二是神。"阳气者，精则养神"，阳气不足，"但欲寐"，人无精打采。

附子类方的代表方是四逆汤，四逆汤有三味药：附子、干姜、炙甘草。下面从干姜、甘草与附子的配伍角度看看四逆汤。

1. 关于四逆汤的代表性条文

《伤寒论》第 281 条："少阴之为病，脉微细，但欲寐也。"

脉微主阳气虚衰，脉细主阴血亏虚，在此基础上又出现了无精打采，总提不起精神。

《伤寒论》第 323 条："少阴病，脉沉者，急温之，宜四逆汤。"

少阴脉不但微细，而且是沉的，主里。因病属虚寒，治当温之。病情危重，故用"急"字。回阳救逆，温中散寒，方宜四逆汤。

《伤寒论》第 388 条："吐利，汗出，发热，恶寒，四肢拘急，手足厥冷者，四逆汤主之。"

此条应对看第 7 条"病有发热恶寒者，发于阳也；无热恶寒者，发于阴也"。第 7 条"发热恶寒"同见，联系上下文来看，属太阳病。第 388 条为少阴病，真阳虚衰，阴寒内盛，格阳于外。恶寒、四肢拘急、手足厥冷、吐利，为真阳虚衰、阴寒内盛。汗出、发热，为虚阳浮越，格阳于外所致。寒是真寒，热是假热。

《伤寒论》第 389 条："既吐且利，小便复利而大汗出，下利清谷，内寒外热，脉微欲绝者，四逆汤主之。"

"下利清谷"，不仅仅是下利，还有稀烂便中夹杂食物残渣，大便无明显臭味。真阳虚衰,火不暖土,不能有效地消化食物。第388条与第389条都有发热,是虚阳外浮,属戴阳、格阳,阴阳离决的前兆,病情比普通的阳虚阳衰更严重。

2. 四逆汤方义

【君】附子:大辛大热,温肾壮阳,散寒救逆。

【臣】干姜:辛热,温中散寒,温阳通脉。配附子温阳散寒。

【佐、使】炙甘草:一是固护阴液,缓和姜、附燥烈之性;二是减轻附子毒性;三是使药力绵长,持续发力;四是使药力走中走里,急温脏腑。

3. 附子用药指征:舌、脉、神

第一点,舌。舌暗淡、质润。口淡不渴,就算渴,也想喝热水,不想喝常温水和冷水。就像附子汤证的"口中和",不甘不苦,不咸不淡。舌是淡的,紫暗,舌面水滑,看上去水汪汪的,如果从侧面看过去,光线照过来,可看到一层水,有些医家凭这一点就用附子。这点非常客观,刘渡舟先生称这种舌相为"附子舌"。

第二点,脉。脉微弱细小、沉,即在脉微细的基础上出现了脉沉,提示阴阳两虚。还有一种脉是脉硬。若寒邪内盛,脉当沉紧,可出现脉硬。脉硬是指在寒盛的基础上又有阳气不足,脉管的平滑肌痉挛,摸上去有点硬。但是这种硬是软弱的,这是一个参考。

第三点,神(精神)。精神不振,甚则精神萎靡,似睡非睡、似醒非醒。我们科有一个老主任,80多岁了,真阳虚衰,四肢厥冷,他在与人聊天或吃饭时,中途可以睡着,这就是阳衰的表现,正所谓"但欲寐"。少阴病人的脸色较暗,偏青、黄,属于没有血色的状态。也有面红的,如戴阳证,阳虚于下,虚阳上浮,面红如妆,那种红是假红,微微有点红。人是怕冷的,四肢厥冷,下寒是真寒,上热是假热,要做好鉴别。

下面我们看看其他经方大家用附子的体会。

黄煌教授经验:

第一,精神萎靡,嗜睡欲寐。

第二,畏寒,尤其下半身、膝以下怕冷,四肢厥冷。上为阳,下为阴。

据临床所见，在上在表的证候有时是假象，在下在里的证候多是真的，一般不假。

第三，附子脉。脉微弱（脉形极细，按之若有若无）、沉伏（重按至骨方能按到）、细弱（脉细如丝，无力），或脉突然浮大而空软无力。

附子的用药指征用三个字来概括就是：微（脉微细）、萎（精神萎靡）、畏（畏寒）。抓住这三个字来用附子，基本对症。

恽铁樵先生经验：

恽铁樵先生结合亡阳的过程和附子的使用，很好地把从阳虚、阳衰、亡阳到垂死四个阶段表述出来：

第一，手背腕背先冷。此为亡阳的征兆。

第二，手腕肤凉，全手皆凉。此为亡阳之证，用附子最有效。

第三，四肢逆冷，冷过肘膝。此为亡阳危候，急进附子，仍有转机。

第四，体温外散，肌肤冷，涣汗出。此时阳气已绝，再用附子恐难挽回。肌肤冰凉，冷汗迭出，就快休克了，这个时候用附子就不一定有用了。所以我们用附子要把握时机。

四、附子的用量

《伤寒论》与《金匮要略》用附子的方共有 33 条，其中 27 条用附子一枚。

综合来看，张仲景在汤剂中的附子用量：

生附子最大量为大者一枚，一般量为一枚。

炮附子最大量为三枚，一般量为一枚。

最大顿服量不论生附子还是炮附子均为一枚。

丸散剂，附子最大量虽达六两、十枚，看起来用量很大，但是因为分多次服用，每次用量就不多了。

原书中的一些方子，用生附子的不多，主要是用于回阳救逆。这些方子用的是生附子,例如四逆汤类方的四逆汤、四逆加人参汤、茯苓四逆汤、通脉四逆汤、通脉四逆加猪胆汁汤、干姜四逆汤。除了干姜附子汤是顿服,其他都是二服、三服。

《伤寒论》中的桂枝附子汤、《金匮要略》中的大黄附子汤以及去桂加白术汤,均用三枚炮附子,主要作用是温阳散寒、祛湿止痛。

附子汤、甘草附子汤的炮附子都是用两枚,主要作用也是温阳散寒、祛湿止痛。

炮附子用一枚的方剂较多,如桂枝加附子汤、桂枝去芍药加附子汤、芍药甘草附子汤、真武汤、附子泻心汤、麻黄附子细辛汤,主要作用是温补阳气。

附子泻心汤是治疗寒热错杂证的方剂。大黄黄连泻心汤治疗热痞,半夏泻心汤、甘草泻心汤、生姜泻心汤则治疗少阳证误下后出现的痞证。单纯的热痞用大黄黄连泻心汤,若在热痞的基础上又出现了恶寒,阳气不足,就把附子加进去,大黄与黄连都是苦寒药,加入辛热的附子共同起效。最神奇的是大黄黄连泻心汤的煎服法——"麻沸汤渍之",不用煎煮,用沸水浸泡就可以了,像泡茶那样泡。附子独煎,煎成浓汁,再加入泡好的药水一起喝。温热药,走热的经;苦寒药,走苦寒的路。附子泻心汤的寒热药一方面互相制约、互相影响,另一方面各走各路、各自起效。

还有用一两附子的,如金匮肾气丸。古之一两,李时珍说相当于其所处年代的一钱,就是现在的3克左右(也有5克之说)。金匮肾气丸里的附子和桂枝各一两,主要作用是温阳气化,取少火生气之意。

五、附子的配伍

历代医家对于附子的配伍应用有两个特点:

(1)相须为用。用一些温热药与附子配到一起,辛热同施,母子相生,以增强原有药物的功效。

(2)配伍与附子在性味、功用趋向上相对立的药物,使它们既相互制约又相互促进。例如附子与大黄或黄连配伍,一味热一味寒。

（一）附子配干姜

附子与干姜均为纯阳之品，均具回阳之功。生附子与干姜配伍，两阳相得，犹如火上添薪，气势威猛，可使回阳救逆之功大振，故张仲景凡用附子回阳救逆，治疗亡阳厥逆之候，方中必配干姜，如四逆汤类方。戴原礼也有"附子无干姜不热"之说。张仲景用炮附子与干姜相配，是发挥其温阳散寒之功。如乌梅丸，附子与干姜同用，治疗脏寒之肢厥、下利，就是取这一功效。姜、附同用，温脏散寒之奥旨，为后人所尊。如《太平惠民和剂局方》中的附子理中丸，治疗寒中内脏之霍乱、吐利、转筋，《千金要方》中的温脾汤，治疗冷积便秘、手足不温等脾阳不足、寒实内停之证，都是取姜、附相伍温脏散寒之意，溯其本源，盖出于此。

接下来看一下《伤寒论》第61条干姜附子汤证，"下之后，复发汗，昼日烦躁不得眠，夜而安静，不呕，不渴，无表证，脉沉微，身无大热者，干姜附子汤主之"。太阳病误用下法后，又用发汗的治法，既伤阴，又伤阳，病人出现"昼日烦躁不得眠，夜而安静"症状。为什么会白天烦躁、晚上安静呢？因为白天自然界阳气旺盛，人体内的虚阳、残阳会联合自然界的阳气抵御阴邪，正邪相争，故"昼日烦躁不得眠"。到了晚上，自然界阳气内敛，阳气相对不足，气温下降，人体内的虚阳、残阳无力独自与寒邪相搏，故"夜而安静"。少阳病多呕，不呕可排除少阳病。不渴可排除阳明病，因为阳明病多渴。无表证可排除太阳病。"身无大热"，那有没有小热呢？不能说没有热，如果虚阳上浮，也会有一点热象。刚才谈到的第388条、第389条也有热，那是微热，《伤寒论》用词是很严谨的。注意此处是"身无大热"，而不是"身无热"。

干姜附子汤由两味药组成：干姜一两，附子（生用，去皮，破八片）一枚。附子的皮毒性很大，一定要去掉，无论是生用还是炮制，均需破成八片，顿服可急救回阳。

（二）附子配人参

附子与人参也是相须为用。人参甘温，大补元气，固脱生津。生附子与人参相配，不仅可加强附子的回阳救逆之功，而且得益于人参的固脱生津，二者同用相得益彰。故凡遇阳亡液脱之危证，张仲景必取生附子与人参相须为用，方如四逆加人参汤。

炮附子与人参相配，则用于温阳补虚，如附子汤治疗阳虚寒湿身痛之证，即取炮附子配人参。

这里说的人参是指张仲景所处年代——汉代的人参，与现在的人参不一样。当时的人参不是指辽东那边的吉林参、高丽参，而是指山西上党地区的人参。那时候的人参既补气又养阴，性味不是甘温，而是甘凉、微寒。在《伤寒论》里，人参是怎么用的呢？以白虎加人参汤为例：白虎汤可治阳明气分热证，此证是大热、大汗、大渴、脉洪大的。为什么要加人参呢？因为人参既补气又养阴，而且偏凉。当时的人参属性，还可从《伤寒论》第96条小柴胡汤的七个或然证中窥见。"若渴，去半夏，加人参合前成四两半，栝蒌根四两"，小柴胡汤证，邪气入里化热，热灼阴津，出现口渴。去性燥的半夏，加栝蒌根，再加大人参用量，说明当时的人参是补益阴津的。有专家考证，汉代的人参已绝迹，现在用的是党参。回阳救逆，用生附子配人参，如四逆加人参汤、茯苓四逆汤（四逆汤加茯苓、人参）。温阳散寒，用炮附子配人参，如附子汤，可治阳虚身痛、寒湿在表的各种疼痛症。

（三）附子配麻黄

麻黄辛温、走表。《伤寒论》中有麻黄附子细辛汤、麻黄附子甘草汤。

麻黄发汗解表，附子温经助阳。附子得麻黄，则温补阳气而不恋邪气，有扶正助表、鼓邪外出之效。二者并用，则有温经发汗、助阳解表之功，可用治表有寒邪而阳气不足之证，如治疗阳虚感寒的麻黄附子细辛汤。

（四）附子配桂枝

附子配桂枝之方有桂枝附子汤、桂枝加附子汤、桂枝去芍药加附子汤等。附子与桂枝均为温阳之品，张仲景取附子与桂枝相配，据用量不同，用意取效也不同，具体用法有三：

其一，取大量附子与桂枝相配，用于温经散寒，祛风除湿止痛。如治疗风寒湿痹的桂枝附子汤。

其二，取中等量附子与桂枝相配，用于扶阳解表。如治疗表邪未解、阳虚漏汗的桂枝加附子汤。

其三，取少量附子与桂枝相配，用于温补肾阳。如金匮肾气丸，取阴中求阳、少火生气之意。

（五）附子配细辛

细辛辛温，入肺肾，性走窜，通行表里，善开结气，有祛风散寒、行水通窍之功。附子得细辛不仅可以增强其温散之力，而且可以增强其温通之力。二者相配，温通行散之力倍增，可祛散伏于阴分之寒邪。《伤寒论》第 301 条："少阴病，始得之，反发热，脉沉者，麻黄细辛附子汤主之。"少阴病，脉沉，本不应发热，今反发热，为感受外寒，可用麻黄细辛附子汤。

（六）附子配白术

附子配白术之方有真武汤、白术附子汤、去桂加白术汤等。附子与白术相配主要用治寒湿为患。白术燥湿健脾，附子温阳益肾，祛湿散寒，二者相须为用，不仅能温补脾肾，而且能散寒除湿。如治疗寒湿痹痛的白术附子汤、甘草附子汤。

（七）附子配地黄

附子温补肾阳，地黄滋阴养血，二者相配，滋而不腻、温而不燥，温阳而不耗阴，有阳得阴助、生化无穷之意，方如肾气丸、黄土汤。

附子与地黄是性味功效相反相成的搭配。地黄是凉性的，在张仲景所处年代还没有熟地。汉代的地黄有两种：一种是鲜地黄，新鲜从地里挖出来的，还没有晒干；另一种是干地黄，晒干的。那时的干地黄相当于现在的生地，金匮肾气丸里的地黄即干地黄。《金匮要略》里的百合地黄汤用的是鲜地黄。附子与地黄，一味温阳一味养阴，一味性热一味性凉。如果阳气不足，要用很燥的附子，但是阴津阴血也相对不足，可加一些地黄滋阴。

（八）附子配黄连

附子辛热温阳，黄连苦寒清热，二者相配，温阳清热并行不悖，相反相成，有寒热并治、温上清下、补虚泻实之功。故张仲景遇寒热共见、虚实错杂之证时，多黄连、附子同用，如附子泻心汤、乌梅丸。

乌梅丸里用了五味热药，有附子、干姜、细辛、川椒、桂枝，另用了黄连、黄柏两味寒药，还有补气的人参、补血的当归，再加敛肝气的乌梅、苦酒（也就是醋）。此方寒热并用、补泻兼施。

（九）附子配姜、草

附子配伍干姜或生姜，与甘草合用，是经典搭配，这两味药能够制约附子的毒性。生附子多与干姜配伍，炮附子多与生姜配伍。一般来说，张仲景用生附子都是配干姜，救命的方都是用干姜。如果用生姜，则多配炮附子，如真武汤、桂枝加附子汤。小青龙汤里没有附子，但小青龙汤的加减方中有干姜与炮附子配伍。芍药甘草附子汤中没有姜，干姜附子汤则无甘草。这就是常中有变，知常达变。

（十）附子配半夏

附子粳米汤出自《金匮要略》，主治"腹中寒气，雷鸣彻痛，胸胁逆满，呕吐"，由附子、半夏、粳米、甘草、大枣组成。胸胁逆满、呕吐是气上逆的表现，用半夏降逆止呕；腹中彻痛为寒，用附子温阳散寒；佐以甘草、粳米、大枣调和中土。方中附子与半夏同用，具有温阳散寒、燥湿降逆的功效。按"十八反"中药配伍规律，附子与半夏、瓜蒌、贝母、白及、白蔹相反相恶，但临床使用无不良反应，可放心使用。

附子粳米汤、理中汤、小建中汤的比较

附子粳米汤、理中汤、小建中汤均可治疗中焦虚寒，但证治方面有区别：

附子粳米汤偏治肠鸣、呕吐；理中汤偏治下利；小建中汤偏治腹痛。

附子粳米汤证治偏上；理中汤证治偏下；小建中汤证治偏中。病机都属中

焦脾胃虚寒，脾不升，胃不降，清阳不升，浊阴不降，脾胃升降气机逆乱引发一系列症状。

（十一）附子配磁石及其他

民国名医祝味菊深得附子配伍之妙："我用附子可任我指使，要它走哪条经就走哪条经，要它归哪一脏即归哪一脏，奥秘就在于药物的配伍与监制，引经与佐使。"其用附子常见配伍如下：

附子配磁石是其最常见的配伍，温阳加潜镇既具强壮之功，又能抑制虚性兴奋。

附子配枣仁，兴奋加镇静，辛通加酸收，能调节心血管系统植物神经紊乱，治心动过速、早搏有良效。

附子配知母，辛热加苦寒，有温润作用，可治热性病心阳不振兼口渴欲饮。

附子配石膏，一以清热、一以扶阳，各行其道。（张仲景用过这样的搭配，石膏与附子配伍在《金匮要略》里就有，但不是主方，而是在附方里，如越婢汤，用麻黄配石膏，还有草、枣、姜，在加减法里，如果出现恶寒，可加附子。）

六、附子的炮制

附子按炮制方法不同，可分为盐附子、黑顺片、白附片、淡附片等。

现在最常用的是白附片和黑顺片，统称为熟附片。它们的加工方法虽不同，名称也有别，但效用无甚差异。需要说明一下，白附片是附子，白附子则不是附子，附子和白附子是分属两个不同种属的植物。

白附子：天南星科多年生草本植物独角莲的块茎。性味辛甘温，有毒，入阳明胃经。功能为祛风寒、逐寒湿、止痉止痛。主治风痰壅盛、口眼歪斜、头痛抽搐等，尤宜治上焦头面之风。

附子：毛茛科多年生草本植物乌头块根上附生的子根。性味大辛大热，有毒，入心脾肾经。功能为回阳救逆、温中止痛、散寒燥湿。主治脾肾阳虚、阴寒痼冷、亡阳、寒湿痹痛等，尤宜下焦寒湿者。

《中药大辞典》只言炮附子而不谈生附子，仅引用《本草纲目》云："附子生用则发散，熟用则峻补。生用者，须如阴制之法，去皮脐入药；熟用者，以水浸过，炮令发拆，去皮脐，乘热切片再炒，令内外俱黄，去火毒入药。又法：每一个用甘草二钱，盐水、姜汁、童尿各半盏，同煮熟，出火毒一夜用之，则毒去也。"

生附子擅回阳救逆、散寒止痛，用治亡阳虚脱、肢冷脉微、寒湿痹痛等症，方如干姜附子汤、四逆汤、通脉四逆汤、白通汤、白通加猪胆汁汤、四逆人参汤、茯苓四逆汤等。

炮附子则以温暖肾脾、温阳补火取胜，用治心腹冷痛、虚寒吐泻、冷积便秘、久痢赤白等症，方如桂枝附子汤、白术附子汤、麻黄附子细辛汤、附子理中汤、附子泻心汤、大黄附子汤、金匮肾气丸等。

张仲景用附子规律

凡取其回阳救逆、散寒止痛之功，则附子生用。

凡取其温阳补肾、温经逐湿止痛之功，则附子炮用。

七、附子的煎服法

张仲景用生附子必入汤剂，用炮附子则有汤、丸、散三种剂型。用汤剂者，皆以三份水煎至一份药液时服用。如果用水煮，以水三升，煮成一升，也有煮成一升二合的。汉代的一升有多少呢？相当于现代的 200 毫升。

具体服法有"顿服""分温再服""分温三服""日二服""日三服"等。服法还与其配方之治疗大法相因为用，相互补充。

"顿服"法：一次服下，药力集中，起效快速，仅用于回阳救急，如干姜附子汤治疗误汗误下后亡阳。

"分温再服"法：进药间隔时间较短，药力亦集中，主要用于回阳救逆，如四逆汤。

"分温三服"法：服药间隔时间不长（不拘于半日），意在使药力接续，主要用于以驱邪为主的相关方剂，如去桂加白术汤。

"日二服""日三服"法：服药间隔时间较长，意在使药力持久起效，主要用于扶正，或扶正以祛邪的相关方剂，如茯苓四逆汤、附子汤。

服法汇总：

顿服者 1 方，为干姜附子汤。

分 2 次服者 6 方，为四逆汤类方。

分 3 次服者 10 方，为附子汤等。

李可先生经验：

附子用量：

阳虚用小剂，阳衰用平剂，格阳用平剂，亡阳用中剂，垂死用大剂。

附子煎服法：

附子 30 克，加水 1 500 毫升煎煮；附子 100 克，加水 2 000 毫升煎煮；附子 200 克，加水 2 500 毫升煎煮。

慢性心衰，文火久煎；垂死心衰，开水急煎。

关于附子去麻

治垂死心衰不去麻，治类风湿亦不去麻。

张仲景在如何减少附子毒性方面积累了很多行之有效的方法，至今仍应用于临床：

一是在配伍上，附子多与干姜、甘草配伍，用姜、草制约其毒性。

二是在剂型上，多用汤剂以减其毒性。在 33 条含有附子的经方中，有 27 条是汤剂，意在通过煎煮减轻附子毒性。

三是除回阳救逆用生附子外，其余均用炮附子，意在减轻其毒性。

四是在服法上，主张分次给药（干姜附子汤除外），意在防止药物一次性进入体内过量而引起中毒。

附子中毒怎么办？

关于附子中毒，《伤寒论》里没谈及，后世医家有说法是：如果中毒症状较轻，可以通过口服甘草、绿豆煎汤及用利尿、泻下等方法促其排出体外。中毒症状严重者，当急送医院抢救。

八、结语

上文分六个方面就附子在经方中的运用进行了一些探讨，现总结如下：

第一，附子的功效。最主要的是回阳救逆，还有温经祛湿、温阳止痛、温阳益肾、温中散寒、温阳固表。附子就像太阳，照到哪里哪里亮，照到哪里哪里暖，照到哪里哪里通，使阴寒水饮尽散。

第二，附子的用药指征。第一个是舌，暗淡、质润。第二个是脉，微弱细小、沉，按之无力。第三个是神，但欲寐，精神萎靡不振，似睡非睡，似醒非醒。

第三，附子的用量。张仲景用炮附子最多是三枚，分别是桂枝附子汤和大黄附子汤；生附子最多是一枚。

第四，附子的配伍。运用药物配伍来促进方剂的药性药效，是中医一大特色。要重视附子的配伍，其特点有：相须为用，辛热同施，增强原有药物的功效；配伍在性味、功用趋向上与附子对立的药物，使它们既相互制约又相互促进。

第五，附子的炮制。生附子与炮附子，常用的主要是黑顺片，也有白附片。白附片要与白附子区别，它们不是同一种药。

第六，附子的煎服法。附子多数情况下要久煎，量少的时候则可以不久煎。用量越大，煎煮时间越长，以减轻它的毒性。服法方面，有分 2 次服的，还有分 3 次服的，多数情况下是分几次服，很少顿服，除了干姜附子汤之外。至于具体分几次服，主要看病情及方药组成，需仔细观察患者服药后的反应。

第七，附子的减毒、解毒。减毒可用四种方法：第一种是多配姜、草；第二种是多用汤剂煎煮；第三种是多用炮制的附子；第四种是分几次服，少顿服。附子的主要毒性物质是乌头碱，中毒后应到医院由有经验的医生来治疗，以免错过抢救时机。

（梁晓梅整理　赖海标审校）

第十讲

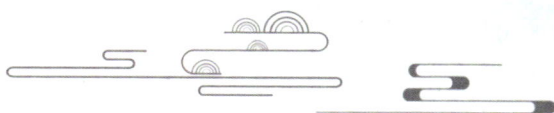

厥阴病探微

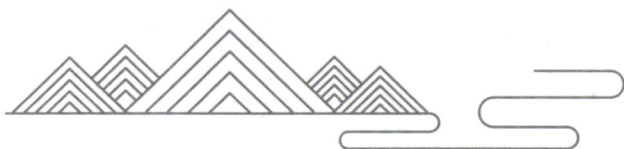

一、引言

之前提及厥阴病，都是逐个方证来讲，例如麻黄汤证、桂枝汤证、小柴胡汤证、白虎汤证、理中丸证等，本文将整体来谈。厥阴病篇是《伤寒论》最后一篇，也是争议最多的一篇。少阳病证治的代表方是小柴胡汤，阳明病证治的代表方是白虎汤、承气汤，而厥阴病证治很复杂，很难有代表方。学伤寒、学经方，都绕不开厥阴病。

三阴三阳辨证，是从太阳病开始的。首先是太阳病脉证并治，然后到阳明，再到少阳，以上就是三阳篇。少阳之后，就进入三阴——太阴、少阴、厥阴。厥阴之后呢，又回到太阳。所以说，太阳是开始，厥阴是结束，然后又从厥阴回到太阳，为一个轮回，就像一年四季，春夏秋冬，从春天开始，到冬天结束，从冬天过渡到春天，新的一年又重新开始。

民国伤寒大家陆渊雷曾言，"伤寒厥阴病篇，竟是千古疑案"，认为厥阴病篇是"杂凑成篇"。这一观点得到不少医家认同。因为张仲景写了《伤寒杂病论》之后，战乱频仍，又正值传染病流行，书稿就散落于世了。直到几十年后王叔和做了太医令，才开始收集整理，使之得以流传下来。但是，这是不是它的原貌呢？世人并无肯定答案。

盲人摸象的故事时时警醒我们，在未知的世界面前，我们都是"盲人"，不要只见树木不见森林，见到一鳞半爪就以为掌握了全貌，其实不是那么回事。下文将从多角度探讨厥阴病，希望得窥其整体面貌。

二、厥阴原义

阴气最少
阴津最少，阴寒最盛

《素问·至真要大论》："厥阴何也？岐伯曰：两阴交尽也。"两阴是指太阴和少阴，两阴发展到了尽头就是厥阴。六经的分类是按照《黄帝内经》中提出的"阴阳之气，各有多少，故曰三阴三阳也"。具体到三阴，太阴阴气最多，少阴阴气较少，厥阴阴气最少，这就是"两阴交尽"的意思。

首先来看厥阴的原义。厥阴，厥者，尽也，到了尽头。太阴为三阴，少阴为二阴，厥阴为一阴，逐渐地减少。太阳，又叫巨阳，也叫大阳，三份阳气，阳明是两份阳气，少阳是一份阳气。它的原意是这样排下来的，但这不能完全代表厥阴，所以在《素问·至真要大论》里，黄帝与岐伯对话时，岐伯说厥阴是"两阴交尽"。什么是两阴交尽呢？就是太阴少阴的尽头，差不多没了。尽头就是非常少的意思，也就是阴气很少。这里的阴气是指生理上的阴津阴血。阴气虚弱，阳气也不足，阳气开始萌发，但此时阴寒尚盛。就像到了凌晨接近黎明的时候，阴气到了尽头，阳气开始萌发，日出之前，寒气仍然很盛。

再来看《伤寒论》，从太阳病篇到厥阴病篇，再到霍乱病篇及阴阳易瘥后劳复病篇，在总计398个条文中，太阳病篇条文是最多的，占了178条。其次是阳明病篇，有84条，少阳病篇只有10条，太阴病篇是8条，少阴病篇是45条，厥阴病篇是56条，后面还列了一个杂病篇，内含霍乱病和阴阳易、瘥后劳复病。其中霍乱病有10条，阴阳易病有1条，瘥后劳复病有6条。这些条文分篇是张仲景的原意吗？据我了解，是后人按竹简内容排序整理成398个条文，原书是否这样就不好说了。

对于这398个条文，我们既要从整体去看，也要从每一个条文、每一个字句去思考，前后联系对照来看，甚至要于无字之处读出字来，把其中隐藏的内容提炼出来。我们应该站到高处，总体把握全书原貌，既要宏观地去读，也要微观地去看。

柯韵伯是伤寒大家，与叶天士差不多同时期。柯韵伯是浙江慈溪文亭（今属余姚）人，写有《伤寒来苏集》，共涉及三本书：一本是《伤寒论注》，一本是《伤寒论翼》，还有一本是《伤寒附翼》。他在《伤寒论翼》第一篇提到，霍乱是肝邪为患。阴阳易、瘥后劳复，皆为伤筋动血所致，全属于厥阴。

王叔和整理出的《伤寒论》，可能不是今天我们看到的版本。王叔和分太阳三证于前，分厥阴诸证于后。太阳三证是指《金匮要略》里的痓、湿、暍，其实是太阳病或者类似证。他把这三证另外列出来，放在厥阴诸证之后。厥阴诸证是指刚才说的霍乱、阴阳易，还有瘥后劳复，开分门类证之端。柯韵伯说："岂知仲景约法，能合百病，兼赅于六经而不能逃六经之外。""兼赅于"，就是包含的意思。此句意思是说，后面那些内容有可能是王叔和撰的，张仲景会把全部内容都放在六经之中。他还说："只在六经上求根本，不在诸病名目上寻枝叶。"意思是说，要在六经上求根本、求病机，不在病名上求枝叶。言下之意，中医病名是枝叶，是次要的。我们辨证所追寻的，应是中医的证，而不是中医的病名，没必要过多去纠结病名。最重要的是证，是病机。病机才是六经的根本，即属于哪个经、哪条方证。

厥阴病篇56个条文里，有"厥阴"字样的条文只有4条，所以有些人看不明白，因为它不像太阳病篇、阳明病篇、少阳病篇、太阴病篇、少阴病篇这么完整有序。我们认真解读一下这4条。它们是排在厥阴病篇56条里的前四条，分别是第326条、第327条、第328条和第329条。

第326条是厥阴病的后果纲证，"厥阴之为病，消渴，气上撞心，心中疼热，饥而不欲食，食则吐蛔，下之利不止"。

第327条说的是厥阴中风，指出厥阴中风的预后转归，通过脉象来提示。厥阴病是向好的方面发展还是向不好的方面发展？"脉微浮，为欲愈；不浮，为未愈。"阴病见阳脉，病情向好。阳病见阴脉，病情向坏，按照《黄帝内经》的说法，那是死证，这就说得太绝对了。张仲景在写这个条文的时候，也是一脉相承，洪脉是阳脉，那厥阴病是什么？是阴证，是脏证。什么叫阳脉？什么叫阴脉？《黄帝内经》写得很清楚：浮、滑、动、数、大，这些属于阳脉。阴证见阳脉，即微微的浮脉，是提示抑郁好了，但没有说病好了，只是往好的方面发展，这是动态趋势。如果脉不浮，这个病就没有向好的方面发展。

第328条说的是厥阴病"欲解时"。"厥阴病，欲解时，从丑至卯上。"丑时是凌晨1—3时，寅时是3—5时，卯时是5—7时，因此"从丑至卯上"是指从凌晨1时到早上7时，这是厥阴病的"欲解时"。如何理解"欲解时"呢？是不是厥阴病到了这段时间就会好转或痊愈呢？不能这么看。到了厥阴病这个阶段，阴阳之气都衰少，阳气萌发，正气逐渐蓄积，奋起抗邪，正邪相争，如果正气占上风，病就逐渐好转甚至痊愈；如果邪气占上风，病情可能反而加重，最后甚至导致死亡。危重病人或老人，往往是在凌晨去世。要么能挺过去，要么就过不了。为什么呢？因为凌晨是一天中自然界阴气最盛的时辰，能挺过卯时，就到辰时了，即7—9时，自然界的阳气渐盛，危重病人就能够借助自然界的阳气存活。有经验的老中医能够预判病人在什么时候甚至什么时辰可能死亡，或者可能好转，是有依据的。俗话说："冬至前后，阎王收人。"冬至前后是一年中人口死亡率较高的日子，也是同样的道理。因为冬至是一年之中阴气最盛、阳气开始萌发的日子，也是危重病人最难熬过的节气。第328条说厥阴病"欲解时"是从丑至卯上，这几个时辰病情要么好转，要么就转危。重症科、肿瘤科医生应多观察，当病情表现为厥阴病重证时，可以提前与病人家属沟通，让其有个心理准备。

我们再看第329条"厥阴病，渴欲饮水者，少少与之愈"。厥阴病是阴病，阴寒很盛，病人一般不想喝水，如果他突然哪一天想喝水了，能不能大杯大杯给他喝？这是不行的。他只是微微向好，胃气、阳明之气稍有恢复，想喝点东西，此时不能喝太多。应该少量多次给他喝温水，因为他胃气很弱，如果给他喝很多，他的胃会接受不了。在瘥后劳复部分也有一条提及不能吃太多，应每次少量进食，等胃气慢慢恢复，向好的方面发展。

三、厥阴主方探讨

《伤寒论》共有113方，早期出版的《伤寒论》可能会写112方，为什么呢？因为其中有一条方是"禹余粮丸"，只有方名，没有药物组成。现在公认是113方。

《伤寒论》厥阴病篇收载的方剂有乌梅丸、白虎汤、当归四逆汤、当归四逆加吴茱萸生姜汤、四逆汤、瓜蒂散、茯苓甘草汤、麻黄升麻汤、干姜黄芩黄连人参汤、通脉四逆汤、白头翁汤、桂枝汤、小承气汤、栀子豉汤、吴茱萸汤、吴茱萸加半夏生姜汤、小柴胡汤，共17条。但这些方剂中，如四逆汤、通脉四逆汤、桂枝汤、小承气汤、栀子豉汤、吴茱萸汤、小柴胡汤等，都广泛运用在三阳病篇、太阴病篇、少阴病篇中，并不局限于厥阴病篇。这些方剂能作为厥阴主方吗？显然是不能的。到了厥阴病阶段，阴阳交争，脏病出腑，里病出表，如果表现为太阳中风证，就用桂枝汤，表现为少阳证，就用小柴胡汤，表现为阳明里实，就用小承气汤，以此类推。

四、厥阴属肝

（一）厥阴病的病位

厥阴属肝，肝藏血，体阴而用阳，这是厥阴的物质基础与落点。

（二）厥阴肝的特点

肝对应春季。

春季：寒冬向炎夏的过渡。

春季的特点：

天气：春寒料峭，乍暖还寒，气候多变。

生物：万物苏醒，生机萌发，欣欣向荣。

中医谚语：

春捂秋冻。

春天，特别是早春，天气以寒为主，穿衣应该多一些。秋天，特别是初秋，天气以热为主，穿衣应该少一些。

（三）季节更替以平顺为度

《素问·六微旨大论》云："非其位则邪，当其位则正，邪则变甚，正则微。"季节更替平顺，人体容易耐受，为正；若剧烈动荡，人体难以耐受，为邪。

（四）天人合一

四季的特点：春生夏长，秋收冬藏。

五脏气机：脾胃为脏腑气机升降的枢纽，肝随脾升，肺随胃降。

五、厥阴为枢

厥阴证候特点：半表半里阴证

上下表里同病，寒热虚实共见

表证：四肢逆冷

枢证：厥热胜复

里证：下利、呕哕

厥阴病机特点：由阴出阳，由寒转热，由虚转实，脏病还腑，邪退正复

厥阴病是由阴出阳，由寒转热，由虚转实，脏病还腑，脏病较深，腑病较浅，之后邪退正复，邪气慢慢退去，正气慢慢恢复，病情向愈。

厥阴病是半表半里阴证，病位在半表半里，病性属阴。胡希恕先生、陈逊斋先生、冯世纶先生都持这种观点，主张以八纲解六经，认为：太阳是表阳证，少阴是表阴证；阳明是里阳证，太阴是里阴证；少阳是半表半里阳证，厥阴是半表半里阴证。少阳和厥阴的病位都在半表半里。少阳为半表半里阳证，证候表现为偏上、偏热、偏实，往来寒热。厥阴为半表半里阴证，证候表现为偏下、偏寒、偏虚，厥热胜复。这种观点有一定道理，我们可以在临证中多加印证。

我们以八纲解六经来分析一下厥阴病的证候特点——半表半里阴证。第326条"厥阴之为病"，在上有"消渴，气上撞心"，有饥饿感；在下利不止；在中不想吃饭，甚至吐蛔。病性呢？既有寒，又有热；既有虚，又有实。病势呢？预后呢？它是脏病返腑，由阴出阳，向好的方面发展，但也可能病情加重，正邪交争，正胜则愈，邪胜则重。冯世纶先生认为，凡是治疗寒热错杂的方，都可以归到厥阴病方中。例如太阳病篇的半夏泻心汤等三个泻心汤，都归到厥阴病篇里了，还有黄连汤、柴胡桂枝干姜汤、乌梅丸、麻黄升麻汤、干姜黄芩黄连人参汤，以及《金匮要略》中的黄土汤、温经汤、侯氏黑散、王不留行散。

六、厥阴主证

（一）上热下寒

【病机】水不涵木，肝气横逆，乘脾犯胃。

【治法】肝脾两调，清上温下。

【方药】乌梅丸

舒驰远认为乌梅丸"杂乱无章，不足为法"，有"乌梅丸不中之方，不论属虚属实，皆不可主也"之论。

柯韵伯认为："乌梅丸为厥阴病之主方，非只为蛔厥之剂也""小柴胡为少阳主方，乌梅为厥阴主方"。

吴鞠通提出："乌梅丸寒热刚柔同用，为治厥阴、防少阳、护阳明之全剂。"

陈修园在《金匮要略浅注》中说："肝病治法，悉备于乌梅丸之中也"，乌梅丸"味备酸甘焦苦，性兼调补助益，统厥阴体用而并治之"。

以上医家对乌梅丸的看法，可谓见仁见智。

《伤寒论》厥阴病篇第326条提及上热下寒的证候。其病机是水不涵木，肝气横逆，乘脾犯胃。治疗方法是肝脾两调，清上温下，方用乌梅丸。第326条里没有出现乌梅丸，乌梅丸是在第338条出现的，用治蛔厥、久利，但乌梅丸的证治特点与第326条的证候非常吻合。现在的方剂学把乌梅丸归到杀虫剂里，是不准确的，大大限制了乌梅丸的适用范围。乌梅丸之前用的是丸剂，没用水剂、汤剂。

乌梅丸中，有辛热药，有苦寒药，有酸涩药，也有甘味药。其中，辛热药最多，共有五味——附子、干姜、桂枝、细辛、蜀椒；有两味苦寒药——黄连和黄柏；有两味酸涩药——乌梅和苦酒（现在的醋）；还用了两味甘味药——补气的人参、补血的当归。此证可以概括为上热、中虚、下寒。我们背方剂，要先理解，按组方规律来记忆，就不容易忘记。这种记忆方法的好处在于不但容易记住，而且方便加减。例如上热不重，两味苦寒药可减少或减量；如果下寒不重，五味辛热药可减少或减量。叶天士用乌梅丸时牢牢把握住以下特点——酸能柔、能收，苦能降、能泄，辛能开、能通，甘能缓、能补，并针对病机进行加减变化——阳虚去苦，阴伤去辛，无虚去甘，独留酸味不去。

柯韵伯认为乌梅丸是厥阴病主方，不仅仅是治疗蛔厥的。他将乌梅丸证与小柴胡汤证相对照：小柴胡汤为少阳病主方，乌梅丸是厥阴病主方；前者主少阳，后者主厥阴。吴鞠通是温病大家，重视经方，善用经方，他认为"乌梅丸寒热刚柔同用，为治厥阴、防少阳、护阳明之全剂"，治疗范围很广，给了乌梅丸很高的地位。陈修园则言"肝病治法，悉备于乌梅丸之中也"，认为乌梅丸"味备酸甘焦苦，性兼调补助益，统厥阴体用而并治之"。

《金匮要略》曰："夫肝之病，补用酸，助用焦苦，益用甘味之药调之。"乌梅丸里用了两味很酸涩的药，且用量大，可以说整条方偏酸，另辅用焦苦和甘味药。

（二）厥热胜复

厥热胜复证：厥热交替
阴阳胜复证：寒热交替
阴阳交替证：寒极生热
阳盛则热，阴盛则寒，病势不定——正邪相争互有胜负
从阴则先厥后热，从阳则先热后厥
阳进而热多厥少，阳退而热少厥多

厥热胜复与寒热往来相对应。少阳病的寒热往来即恶寒与发热反复出现。厥热胜复是什么意思？厥，就是四肢逆冷，即手脚冰凉。从《伤寒论》第331条到第342条，除了第337条之外，张仲景总共用了11个条文来反复说明是热多还是寒多，如第342条"伤寒厥四日，热反三日，复厥五日，其病为进。寒多热少，阳气退，故为进也"。他用寒多还是热多来判断病情是好转还是恶化，很直观。厥热胜复是指一时四肢冰凉，一时又不冰凉，温热以后又冰凉，之后冰凉三天又热四天，冰冷五天又热三天。伤寒大家刘渡舟先生说从医几十年没见过这种临床表现，相信大多数医生也没见过。那么为什么张仲景要用这么多条文反复说明这一观点呢？我认为，要活看，不要死记。我的理解是，如果阳气渐复，手足就会热多冷少；如果阳气渐虚，手足就会冷多热少。张仲景可能是想表达这个意思，所以千万不要纠结"厥热胜复"这个证候。厥热胜复与寒热往来表达的意思相近。正如前文所说的季节交替现象，从寒冬到炎夏，天气慢慢往热的方向过渡，如果这个交替、过渡过程很顺利，"正则微"，阳气顺利恢复，病就会逐渐好转，如果反过来，病就会加重。

（三）厥逆

1. 病机

阴阳逆乱，阴阳之气不能顺接。

2. 证候特点

手足逆冷，甚者冷过肘膝关节。

寒厥——四逆汤证。

热厥——白虎汤证。

蛔厥——乌梅丸证。

痰厥——瓜蒂散证。

水饮致厥——茯苓甘草汤证。

气郁致厥——四逆散证。

血虚致厥——当归四逆汤证、当归四逆加吴茱萸干姜汤证。

脏厥——通脉四逆汤证。

3.《伤寒论》相关条文

《伤寒论》第 337 条："凡厥者，阴阳气不相顺接，便为厥。厥者，手足逆冷者是也。"

"凡厥者，阴阳气不相顺接"包含两层意思：一是阴阳之气量不足，二是阴阳之气交接不顺畅。就像接力赛，如果交接棒出了问题，即使跑得再快也不太可能胜出。以四逆散证为例，为什么会出现四逆呢？气机不畅，阳气内郁，阳气不能外达，故出现手足逆冷。第 337 条的核心要义就是阴阳之气不能顺接，阴阳之气不足。我曾诊治一位老人家，70 多岁，手脚冰凉，下肢冷得更厉害，夏天也要穿长长的厚袜子，鞋垫要放两个。前医都给他开湿补药，但是效果不好。我改用理气温通的药，他服用后病情逐渐好转。

4. 证候

在《伤寒论》厥阴病篇里，厥阴经证的代表方是当归四逆汤。热厥，热郁于内，阳气不能外达，方用白虎汤。气厥，气机不畅，阳抑于内，阳气不能外达，方用四逆散。血厥，血虚寒凝，方用当归四逆汤，就是在桂枝汤的基础上去掉生姜，再加细辛、通草。《伤寒论》第 351 条和第 352 条对血厥有专门论述。第 352 条："若其人内有久寒者，宜当归四逆加吴茱萸生姜汤。""内有久寒"应该是肝寒，当归四逆汤证是足厥阴肝的经证，加上吴茱萸、生姜后，可理解为足厥阴肝的脏证。经证与脏证，经就是经络，脏就是肝脏。热厥用白虎汤，脏厥用四逆汤，痰厥用瓜蒂散，水厥用茯苓甘草汤，此四证都有四肢逆冷，因为病机不一样，所以用方也不一样，要做好鉴别诊断。

（1）寒厥。

由厥热胜复证，阳复不及而来。

《伤寒论》第 353 条："大汗出，热不去，内拘急，四肢疼，又下利厥逆而恶寒者，四逆汤主之。"

【病机】阳虚阴盛。

【方药】四逆汤

寒厥者阳气虚衰，不能温煦四末，所以手脚冰凉。对应的方是四逆汤和通脉四逆汤，这两条方在少阴病篇是主方，但在厥阴病篇也出现了。四逆汤在厥阴病篇出现了好几次，第 353 条是其中一条。

（2）热厥。

《伤寒论》第 335 条："伤寒，一二日至四五日，厥者必发热。前热者后必厥，厥深者热亦深，厥微者热亦微。厥应下之，而反发汗者，必口伤烂赤。"

【治法】清泄里热。

【方药】白虎汤、承气汤

寒厥很容易理解，阳气不足，肯定冷。热厥则有点难理解。人体内的阳气如果郁在里面，长时间不能透发，里热就会越来越严重，体表某个部位的肤冷可能就会加重。尽管手脚冰凉，但是口渴、尿赤、便结，舌是红的，脉可能浮大有力，也可能沉伏，就是所谓的"厥深者热亦深"。我曾诊治一位老人家，

70多岁，前列腺癌晚期骨转移，口渴多饮，大便是硬的，上腹是按之心下满痛，但是手脚冰凉，要穿很多衣服，不能吹风扇、空调，这就属于热厥了，阳气郁于内，不能外达。我用大柴胡汤加减，通腑泄热，效果很好。

（3）蛔厥。

【证候】脉微而厥，静而时烦，得食而呕又烦，常自吐蛔。提纲证：消渴、心中疼热、气上撞心，饥而不欲食，食则吐蛔。

【病机】胃热肠寒，蛔虫窜扰。

【治法】清上温下，安蛔止痛。

【方药】乌梅丸

蛔厥的主方是乌梅丸。现在生活水平提高，蛔虫基本没有了，是不是乌梅丸就没有用武之地了呢？当然不是。乌梅丸用途很广，不仅能治疗蛔厥，也能治疗别的病。叶燕秋医生将乌梅丸运用得出神入化，经常以乌梅丸稍微加减后给病人吃，疗效很好。可见还是要精准辨证，把握乌梅丸证的病机特点——寒热错杂、虚实夹杂。

（4）痰厥。

《伤寒论》第355条："病人手足厥冷，脉乍紧者，邪结在胸中，心下满而烦，饥不能食者，病在胸中，当须吐之，宜瓜蒂散。"

【病机】痰阻致厥（阳郁）。

【治法】涌吐痰涎。

【方药】瓜蒂散

"病人手足厥冷，脉乍紧者，邪结在胸中"，这个邪就是痰饮。"心下满而烦，饥不能食者"，肚子饿又不能进食，因为有痰饮。"病在胸中，当须吐之，宜瓜蒂散"，痰堵在胸中，治疗应"高而越之"。"越之"，就是用涌吐的方法把痰吐出来。瓜蒂散用的瓜蒂，是甜瓜的蒂，晒干了打成粉，赤小豆也打成粉，混合在一起。再用香豉，即淡豆豉煮水，送服这个粉，很催吐。把痰饮吐出来，人就舒服了。现在很少用这种催吐法。

（5）水厥。

《伤寒论》第356条："伤寒厥而心下悸，宜先治水，当服茯苓甘草汤，却治其厥。不尔，水渍入胃，必作利也。"

【病机】水停致厥。

【治法】温散水气（通阳利水）。

【方药】茯苓甘草汤

水厥有手足逆冷，是由于内有寒饮，阻滞阳气输布，治用茯苓甘草汤。茯苓甘草汤就是苓桂姜甘汤，由茯苓、桂枝、生姜、炙甘草组成，可通阳利水，水去则阳复。

（6）气厥。

《伤寒论》第318条："少阴病四逆，其人或咳，或悸，或小便不利，或腹中痛，或泄利下重者，四逆散主之。"

此证阳气郁结于里，不能通达四肢，所以手足逆冷。

（7）血厥。

《伤寒论》第351条："手足厥寒，脉细欲绝者，当归四逆汤主之。"

血厥为寒凝血滞而厥。此证手足厥冷、脉形细小，既不同于阳微阴盛四逆汤证的寒厥，亦不同于热深厥深白虎汤证的热厥，而是属于血虚寒滞。

（8）脏厥。

此证为内脏真阳极虚引起的四肢厥冷。脏厥具体是指何脏？对此历来医家说法不一。喻嘉言认为，"脏厥者，正指肾而言也"。柯韵伯认为，"伤寒脉微厥冷烦躁者，在六七日，急灸厥阴以救之"，言外之意是肝寒；他还指出，肤冷不烦而躁，是纯阴无阳，因脏寒而厥，是不治之症。

5. 治禁

《伤寒论》第330条："诸四逆厥者，不可下之，虚家亦然。"

虚寒诸厥禁用下法。所有属虚寒的厥逆，均不能用下法或攻邪之剂，如发汗、攻下、催吐、清热等。"虚家亦然"，"虚家"就是平素体质虚弱、正气不足的人。张仲景重视体质辨证，区分了汗家、喘家、衄家、失精家、呕家等不同体质。例如，衄家就是经常流鼻血的人，呕家就是经常呕吐的人。对厥逆者不能用下法，对所有虚弱的人都不能用下法。

《伤寒论》第347条："伤寒五六日，不结胸，腹濡，脉虚复厥者，不可下，此亡血，下之死。"

血虚致厥禁用下法，如果误用攻下，恐预后不良。

（四）下利

下利就是我们平时说的拉肚子，包括寒性的、热性的、实性的、虚性的，也有寒热错杂的。寒性下利，方用四逆辈，证候特点是：腹冷，下利，甚至完谷不化，大便无气味，无里急后重。热性下利，方用白头翁汤、黄芩汤、葛根芩连汤，证候特点是：口渴，腹泻，伴有腹痛，大便不爽，里急后重，肛门灼热，大便气味重，甚至带有脓血黏液。如果大便稀溏味重，腹满腹痛，呕吐，谵语，苔黄口臭，为实性下利，方用小承气汤。"下利清，色纯青"，大便虽然稀溏，但气味极臭，大便不爽，可知热是实性的，这个时候要通因通用，用小承气汤通腑泄热。还有寒热错杂下利，证候特点是上热下寒，在《伤寒论》第326条提纲证有提到，方用乌梅丸、干姜芩连人参汤、麻黄升麻汤。

（五）呕哕

《伤寒论》第378条"干呕，吐涎沫，头痛"，乃肝胃虚寒、浊阴上逆所致，治以温降肝胃、泄浊通阳，方用吴茱萸汤。书中同时列举了类似证进行辨治：第376条"呕家有痈脓者"，呕为痈脓所致，待脓出其呕即愈；第379条"呕而发热者"，治以小柴胡汤等。

呕与哕有什么不同？哕是呕吐出来，有物，但没有多少声音。干呕则相反，是有声音，没有东西呕出来。吴茱萸汤在《伤寒论》中出现过三次，一次是在厥阴病篇，一次是在太阴病篇，一次是在阳明病篇。第378条"干呕，吐涎沫，头痛"，为肝寒犯胃，浊阴上逆，导致胃气不和而上逆，出现干呕、吐涎沫、头痛等症。吴茱萸汤证有类似证吗？有，小柴胡汤证有呕，"呕而发热"，四逆汤证也有呕。吴茱萸汤证的呕有什么特点呢？它的呕是没吐出什么东西，主要是清水。

七、厥阴证治方剂比较

（一）寒热错杂之方

乌梅丸：寒热并用，清上温下，重在酸收，所以能治蛔厥以及气上撞心、心中疼热。

麻黄升麻汤：寒热并用，能够宣发上焦"郁遏的阳热"，所以能治寸脉沉迟、下部脉不至这样的厥利，服药后汗出而解。

干姜黄芩黄连人参汤：寒热并用，重在苦降，所以能治食入即吐，是治寒格呕吐的常用方剂。

这三条方都是有寒有热，有虚有实，但又各有特点。乌梅丸证的病机特点是上热、中虚、下寒。此方由五味热药、两味寒药、两味酸药、两味甘药共四组药物组成。麻黄升麻汤在第 357 条，干姜黄芩黄连人参汤在第 359 条。麻黄升麻汤也是争议颇多，很多医家说它不是张仲景的方。第 357 条说伤寒大下之后出现四类证候：一是寸脉沉而迟，下部脉不至；二是四肢厥冷；三是咽喉不利，唾脓血；四是泄利不止。张仲景认为"此为难治"。此方药非常复杂，看起来也比较凌乱。但细加分析后可以发现，其实它井然有序。此方集温、清、补、散于一体，共奏发越郁阳、清上温下之功。方中用麻黄、升麻、桂枝发汗解表，以发越上焦郁阳。佐以石膏、黄芩、知母、葳蕤、天冬、当归、芍药等育阴清热、润肺解毒。泄利不止，为脾伤气陷，故用少量白术、干姜、甘草、茯苓等温中健脾，以补下后之虚。药味虽多，但并不杂乱。

（二）偏寒凉之方

偏寒凉方剂有小柴胡汤、小承气汤、白虎汤、白头翁汤、栀子豉汤，还有瓜蒂散。这几条方本来都不是治厥阴病的，但在厥阴病篇出现了，为什么呢？因为厥阴病为阴病出阳，脏病还腑，如果阳复太过，可出现太阳、阳明、少阳等证，可考虑用以上方剂治疗。

（三）偏温热之方

厥阴病证治有一些药性偏温热的方，例如吴茱萸汤、吴茱萸加半夏生姜汤、当归四逆汤、当归四逆加吴茱萸生姜汤、四逆汤、通脉四逆汤、桂枝汤、茯苓甘草汤等。这几条方都是偏温的，可根据厥阴病的证候特点来选用。

八、厥阴相关类似证

上热下寒：乌梅丸证、干姜黄芩黄连人参汤证、麻黄升麻汤证。

厥逆：寒厥的四逆汤证、热厥的白虎汤证、蛔厥的乌梅丸证、痰厥的瓜蒂散证、水厥的茯苓甘草汤证。

下利：四逆汤证、通脉四逆汤证、小承气汤证。

呕哕：吴茱萸汤证、四逆汤证、小柴胡汤证。

四大类似证，一是厥逆，二是上热下寒，三是下利，四是呕哕。厥热胜复是其他五经没有而厥阴病特有的。少阳和厥阴都主枢，由阳入阴，由阴出阳。少阳病有寒热往来，厥阴病有厥热胜复，非常类似，值得好好研究。

九、厥阴病篇体例

六经病大多按本证、兼证、变证、类似证排列。对比六经病篇书写体例，太阳病是六经病的第一篇，厥阴病是六经病的最后一篇，太阳病篇以本证和变证为主，厥阴病篇以本证和类似证为主，兼证、变证的内容较少，例如厥逆，有热厥、寒厥、痰厥、水厥、气厥等之辨。

厥阴病篇的本证和类似证条文排列：

（1）上热下寒：也就是厥阴病提纲证，在第326条。

（2）厥热胜复：这部分条文较多，张仲景没有处方，主要是判断预后的，在第331、332、334、336、341、342条。

（3）厥逆：手足冰冷，也称四逆。第350条讲的是热厥，用白虎汤。第351、352条讲的是寒厥，用当归四逆汤或其加减方。

（4）下利：白头翁汤证，在第371、373条。

（5）呕哕：吴茱萸汤证，在第378条。

上热下寒和厥热胜复，反映的是两阴交尽、阴尽阳生的厥阴病气化特点；厥逆、热利、寒呕，反映的是足厥阴肝病的脏腑病变特点。

《伤寒论》的体例特点如下：

太阳病的本证是麻黄汤证和桂枝汤证，兼证是桂枝加厚朴杏子汤证、桂枝加葛根汤证。太阳病的变证很多，多是误治所致，例如心阳虚的桂枝甘草汤证、桂甘龙牡汤证。还有脾阳虚、肾阳虚的。太阳病的类似证有炙甘草汤证等，与太阳病已经没有什么关系了，这是这个体系的特点。厥阴病有上热下寒、厥热胜复、厥逆、下利、呕哕五大本证，将类似证放在厥阴病篇的目的是鉴别诊断。

很多医家认为最好的《伤寒论》教材是由李培生任主编、刘渡舟任副主编，人民卫生出版社出版的版本。该书把太阳病篇第178条放在最前面，基本按照经证、腑证、变证和类似证的体例来写。厥阴病篇也基本按照这个体例来写，有本证、类似证，可以好好对比学习。

十、结语

（1）厥阴是阴之极，阴寒极盛，寒极生热，阳热来复，因此厥阴病多为寒热错杂之证。证治以寒为重，特别是阳气来复不明显时，以寒以虚为主。

（2）厥阴属风木。在天为风，在地为木，在人为肝，这是它的生理病理特点。

（3）厥阴是阴阳之枢。

（4）厥阴证候特点表现为半表半里阴证。

（5）厥阴病有五大主证、四大类似证。

（6）厥阴病篇共有17条方。其中，寒热错杂方有3条，分别是乌梅丸、麻黄升麻汤、干姜黄芩黄连人参汤。还有一些偏温热的方，如桂枝汤、吴茱萸汤、吴茱萸加生姜半夏生姜汤、当归四逆汤、当归四逆加半夏加吴茱萸加生姜汤等。

（黄新凯整理　赖海标审校）

第十一讲

六经辨证的临床思考与实践

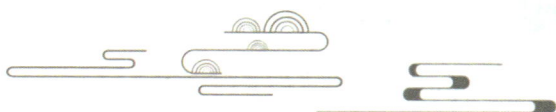

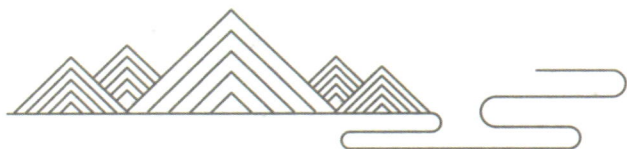

一、《伤寒论》学术流派

《伤寒论》约成书于汉末，由于战乱，成书后不久就遗失了，后来由太医令王叔和收集整理，才得以流传后世。

北宋之后，医生地位才得以提高，是因为当时的朝廷，特别是宋太祖赵匡胤、宋太宗赵炅都重视发展医学，在北宋时期还出现了校正医书局、惠民局，我们现在使用的一些局方就是源于此。清代纪晓岚在《四库全书》中提出"儒之门户分于宋，医之门户分于金元"，因此我们也以金元作为医学发展史的分界线。

研究《伤寒论》的代表性医家在金元及之前有七位。第一位是晋代王叔和，他对《伤寒论》进行整编，写成了《脉经》，为脉学发展做出了巨大贡献。王叔和之前的脉学是三部九候，三部是颈动脉、桡动脉、足背动脉，到了明代，脉学得以简化。唐代孙思邈的《千金要方》用比类归附法来研究《伤寒论》，开拓了三观学说。宋代许叔微《伤寒发微论》《伤寒九十论》强调八纲辨证，对经方派有决定性影响。宋代朱肱首先将《伤寒论》的三阴三阳称为六经，并用经络的含义去阐述三阴三阳。朱肱著《南阳活人书》，强调循三阴三阳治疗伤寒及杂病。宋代庞安常金言岐黄、妙解长沙。郭雍较庞安常稍晚，撰有《伤寒补亡论》。金元时期成无己首解《伤寒论》，认为六经是属于经络与脏腑的。

金元之后的《伤寒论》医家可以分为三大派：一是错简重订派，这是因为《伤寒论》年代久远，出现了漏字、错字现象。代表性医家有明代方有执、清代喻嘉言等。乾隆皇帝在医学方面做了两件大事：①命纪晓岚等人整编《四库全书》。②命吴谦等人编纂《医宗金鉴》，该书一直作为历代中医学者的教材。清初三大名医之一的张璐也重新编排了《伤寒论》。二是维护旧论派，认为《伤寒论》字字珠玑，不能动。三是辨证论治派，认为当取《伤寒论》精华。代表性医家有：柯韵伯，著有《伤寒来苏集》；徐灵胎，著有《伤寒论类方》《伤寒约编》；尤在泾，著有《伤寒贯珠集》；陈修园，著有《伤寒论浅注》。

二、《伤寒论》的研究方法

《伤寒论》的研究方法可大体归纳为以下几类：以方类证，代表性医家是柯韵伯、徐灵胎；以法类证，代表性著作是尤在泾的《伤寒贯珠集》；以因类证，代表性著作是钱天来的《伤寒溯源集》；以证类证，代表性医家是沈金鳌。此外，还有以经类证、以理类证等。

我们接触较多的是以证类证和以理类证。以证类证是依据证候把六经作为一个证候群，例如太阳病、少阳病。以理类证是《中医内科学》（中国中医药出版社 2021 年版）所倡导的以病机病理来分六经。这些方法是比较通行的。

三、《伤寒论》的渊源

关于《伤寒论》的渊源争议颇多。按照《中医内科学》（中国中医药出版社 2021 年版）的说法，《伤寒论》来源于《黄帝内经》的《素问》，以及《难经》。在《伤寒论》序言里，张仲景明言勤求古训、博采众方，也注明取材于《素问》、《九卷》（《灵枢》）、《阴阳大论》，因此目前多认为《伤寒论》源于《素问》《难经》。也有医家认为《伤寒论》的渊源与《黄帝内经》没有关系，例如胡希恕先生。

四、《伤寒论》的主要内容

《伤寒论》的主要内容是六经辨证论治。第 16 条"观其脉证，知犯何逆，随证治之"，是《伤寒论》辨证论治的核心内容。《伤寒论》对外感病发展演变过程中错综复杂的证候加以分析，综合归纳为六大证候类型，分别是：三阳病，抗病力强，太阳、阳明、少阳，病势亢奋，以祛邪为主；三阴病，抗病力弱，太阴、少阴、厥阴，病势虚衰，以扶正为主。

五、基于中华传统文化理解《伤寒论》

六经的内涵：

六经是指三阴三阳，太阳、阳明、少阳，太阴、少阴、厥阴。这种说法来源于《黄帝内经》。"一日太阳，两日阳明，三日少阳，四日太阴，五日少阴，六日厥阴"，对于是否按照这个顺序传变存在争议。对于《黄帝内经》的六经与《伤寒论》的六经内涵是否一致也是争议颇多。

据北斗七星勺柄指向东边可知，太极图阴阳是按顺时针旋转的。太极图中无极生太极，太极生两仪，两仪生四象，四象生八卦。白色属阳，是太阳，黑色属阴，中间有两眼，上面是黑色，下面是白色，表示阳中有阴，阴中有阳，这就是两仪。四象是太阴少阳、太阳少阴，阴阳不是一成不变的，而是维持动态平衡。这对于中医学的理论发展非常重要。

六、六经与阴阳的关系

凡是亢进的、兴奋的、上升的、温热的、无形的，都属于阳；反之，则属于阴。万事万物都离不开阴阳。阴阳学说有言：孤阳不生，独阴不长。这一学说的内涵非常广泛。我认为：阳为阴之散，阴为阳之聚。例如痰饮和精津。这里的津是广义的，是生命物质基础，是生理上的津。痰饮是液体的病理产物。用阴阳聚与散解释就是：阴之清者为津液，阴之浊者为痰。精为津之聚，津为精之散，浓缩后是精华。痰是饮之聚，饮是痰之散。朱丹溪说："阴常不足，阳常有余。"此处的阴与阳所指不同："阴常不足"指阴津，是生理上的，是物质基础；"阳常有余"则是表示病理结果。

四书之一的《中庸》提及"中、和"，"中"是中间状态，"和"是和谐，这就是"阴平阳秘，精神乃治"。三阴三阳中的太阳是三阳，阳明是二阳，少阳是一阳。太阳又叫大阳、巨阳，三份阳气主管人的体表，所以太阳为六经之藩篱，氧气分布充足，抵抗外邪入侵。阳明是两份阳气，少阳是一份阳气。太阴是三份阴气，少阴是两份阴气，厥阴是一份阴气。同样有个"少"字，但是少阳是一份，少阴是两份，厥阴比少阳更少，厥者，尽也，几乎没有。厥还有四肢厥冷的意思，需要联系上下文理解其含义。

太极生两仪，两仪生四象，四象就是太阳、少阳、太阴、少阴。为什么把阳明放到太阳与少阳之间，却把厥阴放到太阴、少阴之后？关于这点有很多争议，我认为应与枢机有关。

当然，太阳病也分中风或伤寒，表虚证或表实证，经证或腑证。阳明腑实证用承气汤，阳明经证用白虎汤。

八纲是阴阳、表里、寒热、虚实，阴阳是总纲，表里是病位，寒热、虚实是病性。六经中包含阴阳，太阳病、少阳病、阳明病分阴阳。三阳病多阳证，三阴病多阴证。在病性上，三阳病属表、热、实，三阴病属里、寒、虚。在邪正盛衰上，三阳病多为邪气盛，正气不衰；三阴病多为正气虚弱，属阴。

七、六经与表里的关系

表是体表，里是体内。《伤寒论》里提出的一个重要理念就是半在表、半在里，成无己把它归纳为半表半里。表里是相对的，六经之表在太阳，其他五经都在里。

从阴阳来看，三阳是表，三阴是里。阴阳可以相互转化，不是一成不变的。太阳为六经之藩篱，为三阳之表，阳明为三阳之里，少阳为三阳之半表半里。四象中把阳明放到太阳与少阳之间，少阳是在阴阳之间，是阴阳之间的半表半里，是阴阳中间的枢机。太阳伤寒中风为太阳之表，太阳蓄水蓄血为太阳之里。太阳经证分伤寒与中风，即麻黄汤证、桂枝汤证。太阳腑证是太阳蓄水证、太阳蓄血证，方用五苓散、桃核承气汤、抵当汤等。六经辨证贯穿着表里辨证，六经治则也是根据病位表里来确定的。

《伤寒论》中的表里不是病因病机，而是症状发生的部位，通过这些部位来描述表里或半表半里的定位。

疾病是错综复杂的，很多情况是表里同病。多数是先表后里，当然也有特殊情况。先表后里，如由太阳转少阳、由太阳转阳明，甚至由太阳直入太阴，这在《伤寒论》中都有相应的方证，如桂枝加白虎汤证、桂枝加大黄汤证、桂枝加芒硝汤证、大青龙汤证、小青龙汤证等。再如麻杏甘石汤证，太阳阳明同病，但重在解表，这是表里同病、先表后里或者先里后表的变证。

八、六经与寒热的关系

三阳病多热证，也有寒证。三阴病多寒证，也有热证。少阴有寒化与热化之分。少阴寒化用真武汤、附子汤，少阴热化则用黄连阿胶汤。

六经病的寒热症状也是辨证论治的重点内容，如太阳病发热恶寒，阳明病不恶寒但恶热，少阳病寒热往来，太阴病脏寒手足温，少阴病无热恶寒、肢厥、形寒，厥阴病寒热错杂，厥热胜复或厥阴寒热往来。

陈逊斋认为，太阳、少阴皆为表，太阳之表为发热恶寒，少阴之表为无热恶寒。阳明、太阴皆为里，阳明之里为胃实。《伤寒论》第180条："阳明之为病，胃家实是也。"太阴之里下利，少阳为半表半里，寒热往来皆因半表半里厥热胜复。六经都有寒有热，太阳、少阴属于表，一是表阳，二是表阴。阳明、太阴属于里，阳明属里阳证，太阴属里阴证。少阳、厥阴属半表半里，一是半表半里阳证，二是半表半里阴证。这就与八纲对应。

关于厥阴病是半表半里的阴证有一些争议。寒热病机既要看表象，也要看本质，如下利，可以是太阴病，也可以是阳明病。自利不渴属太阴，下利口渴属阳明。仅凭一个症状，不一定能够准确辨证。

九、六经与虚实的关系

六经病分虚实。三阳多实证，也有虚证，如桂枝汤证；三阴多虚证，也有实证。清代王旭高说："虚处受邪，其病则实。"六经虚实治则，三阳为实，祛邪为主；三阴为虚，扶正为主；虚实夹杂，攻补兼施。同时要考虑表里关系，表里同治，虚实兼顾，寒热同调。诊断虚实规律，以此确定治则。

《伤寒论》第 16 条所言坏证之后要知犯何逆，前提是观其脉症，这就是辨证，要分析传变的病理基础。传变的规律，一是循经传，按照太阳、阳明、少阳、太阴、少阴、厥阴的顺序；二是越经传，不按以上顺序传，例如，由太阳传少阴，太少两感，如麻黄附子汤证、麻黄附子细辛汤证、麻黄附子甘草汤证。直中则是直接进入三阴，见于病邪迅猛，或正气虚弱。

传变与正气强弱、感邪轻重、治疗当否以及宿病有关。与之相关的是合病、并病、两感。合病是两经或三经证候同时出现。从太阳到少阳，按顺序传变是太阳少阳并病，无规律则是太阳少阳合病。表里同病叫两感，如足太阳膀胱经与足少阴肾经是表里关系，可称太少两感。

十、六经病的治则

六经病的治则是扶正、祛邪。扶正是扶持正气，提高抵抗力、免疫力。祛邪是去除致病因素。《伤寒论》对涉及扶正的保阳气、存津液有详细阐述。三阳以祛邪为主，三阴以扶正为主。

太阳病，太阳经证表实无汗，开泄腠理，用麻黄汤类方；表虚有汗，治以解肌调营，以桂枝汤为主。腑证包括太阳蓄水、太阳蓄血证，治以化气行水、活血散瘀。太阳蓄水代表方证是五苓散证。五苓散证是外邪未解，循经入腑，导致膀胱气化失施、阻塞下焦。五苓散中，桂枝外解太阳之表，猪苓、泽泻、茯苓、白术泄太阳之水，其中泽泻用量最大。若舌苔厚腻，可改白术为苍术。膀胱在下焦，包括子宫附件。五苓散证的病机是盆腔瘀血，外邪未解，邪热互结。桂枝茯苓丸、桃核承气汤、抵当汤（抵当丸）都是以活血化瘀为主。

阳明经证以白虎汤证为代表。阳明腑证的承气汤证包括大、小承气汤证和调味承气汤证，这是阳明实证。阳明经证是外感之邪循经入腑（经口鼻直接入腑）导致的阳明气分病。气分之热，未与胃肠道有形实邪结合，称为阳明腑实证，治以承气汤为代表。少阳病在半表半里，应和解祛邪，治以小柴胡汤为代表。

三阳重点是气血，三阴重点是扶正，扶正用补法适用于虚证，包括扶阳气和存津液。太阴病温中散寒燥湿，治以理中汤为代表。《伤寒论》第273条"太阴之为病，腹满而吐，食不下，自利益甚，时腹自痛。若下之，必胸下结硬"，太阴病主证为下利，应用温中之法。少阴病分寒化证和热化证，治以扶阳益阴，扶阳即扶阳气，益阴即益阴血。寒化证代表方是附子汤、真武汤，真武汤证的病机是阳虚水泛，附子汤证的病机则是阳虚身痛。少阴热化证代表方是黄连阿胶汤。咽痛为常见症状。清热的方法不适合少阴咽痛，养阴可能取效。所有阳经都经过头部，手三阳从手走头，足三阳从头走足，故头为诸阳之会。咽为群阴之交，三阴经多有分支，或是直接经过咽部。

《伤寒论》第326条："厥阴之为病，消渴，气上撞心，心中疼热，饥而不欲食，食则吐蛔，下之利不止。"厥阴病寒热错杂，治应寒温并用。与少阳病的寒热往来不同，厥阴病厥热胜复，应以扶正为主，包括扶阳气、存津液。阳气虚衰、阴寒内盛，三阴病以扶阳气为主，三阳病也需要扶阳气。《伤寒论》重视固护人之阳气，后世有"伤寒之法，法在救阳"一说。如太阳表证，肌表热盛，不用寒凉之药清热，意在辛温达表的同时固护阳气。病情往往复杂，凡治病没有绝对，需整体去看，三阳三阴病都需要不同程度地扶阳气。

扶正祛邪是中医学总治则，汗、吐、下、和、温、清、消、补八法在《伤寒论》中均有体现。

十一、六经的开合枢

"三阴三阳"离合理论最早见于《素问》，三阴经、三阳经，合之而分为表里，太阳、少阴互为表里，阳明、太阴互为表里，少阳、少阴互为表里。三阳中，太阳为开，阳明为合，少阳为枢。三阴中，太阴为开，厥阴为合，少阴为枢。大多数医家认同此三阳开合说法。对于三阴是以厥阴还是少阴为枢，则争议较大。

明代张景岳曰："太阳为开，谓阳气发于外，为三阳之表也；阳明为阖，谓阳气蓄于内，为三阳之里也；少阳为枢，谓阳气在表里之间，可出可入，如枢机也。"三阴也有内外之分，"太阴为开，居阴分之表也；厥阴为阖，居阴分之里也；少阴为枢，居阴分之中也。开者主出，阖者主入，枢者主出入之间"，亦与三阳同意。

以临床为标准，三阳中，少阳是指阴阳之枢，而不是三阳之枢。关于三阴的开合枢，有说法为"太阴少阴厥阴，少阴为枢"。厥阴和少阴哪一个为枢更合理呢？枢之本意是运转门户的枢柱，又称枢机，为气血阴阳升降出入的关键所在。我认为厥阴为枢更符合临床证治。少阳与厥阴关系密切，少阳胆与厥阴肝互为表里。少阳为阳入阴，治表和里，转输阳气之功；厥阴为阴尽阳生，自内而外疏泄气血之力。陈逊斋、胡希恕等认为厥阴为半表半里，少阳是半表半里之阳，厥阴是半表半里之阴，半表半里的阳证多属于热、实。《伤寒论》第263条是少阳病的提纲证："少阳之为病，口苦，咽干，目眩也"，症状均在头面部。第96条"往来寒热，胸胁苦满，嘿嘿不欲饮食，心烦喜呕"，同样表现在身体上半部，属于热、阳，以实为主。伤寒厥阴的提纲证是"厥阴之为病，消渴，气上撞心，心中疼热，饥而不欲食，食则吐蛔，下之利不止"，多数为寒证，部位偏下、在半表半里，病性偏虚。可见厥阴病对应半表半里的阴证，与少阳是相对应的。厥阴肝为枢，由阴出阳，阴尽一阳生。

临床证治应重视枢纽：

第一，外感疾病发生规律是由表入里、由寒到热、由口鼻而入、由上至下，重视枢纽就是重视表里、上下。横向半表半里的阳证是少阳、半表半里的阴证是厥阴。纵向半上半下之枢是脾胃中焦。

第二，重视水火气血的枢纽。三焦为水火之通道，三焦中有手少阳三焦，足少阳胆。少阳三焦治则平，少阳郁则疏泄太过或不及，导致气郁化火。三焦不畅则气血水火运行不畅，造成水湿痰饮。

第三，疗内伤重脾胃，脾胃为后天之本、气血生化之源，有胃气则生，无胃气则死。气机运行方面也突显出脾胃的重要性。《四圣心源》提到圆运动，脾升胃降，肝随脾升、肺随胃降，脾不升则肝不升。脾气壮，土能旺木，于是肝随脾升、肺随胃降，若脾胃升降失司，则下寒上热、寒热错杂，因此气机升降的枢纽非常重要。

《伤寒论》至今超过1 800年，很多医家从个人角度理解六经。例如朱肱

《南阳活人书》的经络说、李时珍的脏腑说；还有气化说、八纲八法说、阴阳消长六病说、体质学说、证候群说等。这些不同的理解角度，能帮助我们充分理解六经的内涵。

十二、六经辨证的临床思路

第一，方证对应。方证对应被众多医家认可，已成为经典之说。《伤寒论》所列方剂符合方证对应，所以疗效很好。何为方证对应？例如，发热，汗出恶风、脉浮缓，即可用桂枝汤；或已发热，或未发热，必恶寒，体痛，肢节烦痛，脉浮紧，即可用麻黄汤，临床上不一定要具备所有症状。再如，口苦，咽干，目眩，伴有胸胁苦闷、心烦喜呕、往来寒热，即可用小柴胡汤。概言之，方证对应就是"有是证用是方、有是证用是药"。

第二，注重病机。临证时要透过现象看本质。麻黄汤证是表实证，桂枝汤证是表虚证。麻黄汤证的病机是卫阳被遏、营阴被抑、寒邪郁表，表现为发热、恶寒、无汗、身体疼痛，病机可进一步扩展为肺气失宣。桂枝汤证的病机是营卫不合、肌腠疏松，表现为恶风、恶寒，甚至发热、汗出，脉浮缓。临床症状不一定要全部对应，拓展经方运用要懂得掌握方证病机。

第三，抓主证。《伤寒论》言："但见一证便是，不必悉具。"例如，少阳证的口苦是由于胆火上炎、胆郁化火，这是少阳证的典型特征；往来寒热也是如此。如果出现一两个典型症状，就能判定为少阳证。又如汗出恶风，可考虑桂枝汤及其类方。也可参考经络循行，少阳走人体之两侧，若表现为身体一侧疼痛，如偏头痛、右侧肢体疼痛等，可考虑柴胡类方，背痛则考虑太阳证等。

第四，善用合方。《伤寒论》中有四条合方，分别是柴胡桂枝汤（治少阳太阳合病）、桂枝麻黄各半汤、桂枝二麻黄一汤、桂枝二越婢一汤。《伤寒论》为我们打开了用药思路：用药抓住主要病机，有机结合，就可以治疗复杂疾病，把适应证拓展开。善用合方，不仅是将不同经方合在一起，经方与时方也可以组合。目前常用的柴陈汤是小柴胡汤与二陈汤的合方；陈宝田教授的小四五汤是小柴胡汤、四物汤和五苓散的合方。

第五，类比旁通。通过类比，取类比象，拓展思维，为经方证治开拓新思路。中医学是象医学，包括物象和意象，要注重取类比象。研究中医不能脱离传统文化，否则就是无源之水、无本之木。中医证治的本质是中和，"阴平阳秘，精神乃治"，孤阳不生、独阴不长。

（曾建峰整理　赖海标审校）

第十二讲

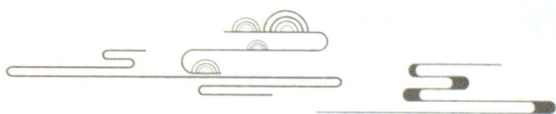

经方的对偶

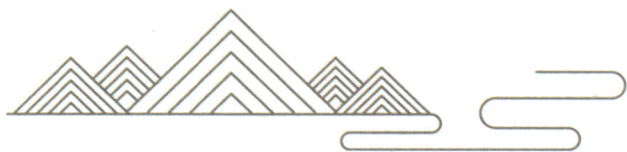

一、引言

中医很难学，学习时间很长，甚至有人穷尽一辈子也没有进入中医的大堂。为什么中医这么难学呢？因为中医典籍的文字古奥、晦涩，很难标准化，所以中医学习非常困难，常有人望而却步。我认为，中医学习应强调以下几点：一是有用。中医安全有效，几千年来对中华民族的繁衍生息做出了重大贡献。二是有趣。兴趣出勤奋，勤奋出天才。如果你对中医有兴趣，就会努力钻研，也就容易取得一些成绩。俗话说得好，世界不缺少美，而是缺少发现美的眼睛。中医有很多美，其中之一就是有趣，例如下文具体展开讲的经方的对偶。三是有价。也就是体现个人的价值，把国家的价值、团队的价值与个人的价值有机融合。即使中医古奥、晦涩，我们也应当为之奋斗。

对偶是一种文学用语，是指用结构相同、字数相等、意义对称的一些词组或句子来表达相反或相近意思的一种修辞手法。而经方的对偶是针对整本《伤寒杂病论》来说的，北宋之后，它被分成两本书，一本是《伤寒论》，一本是《金匮要略》，书中相反、相同或相似的 398 个条文被排在一起，方便读者理解。事实上张仲景写得极其简单，远没有其他古代文学作品那么难，因为他是写给普通医者看的。下面我将从对偶这个角度试着去分析整个经方体系，谈谈我对《伤寒论》《金匮要略》里一些药和方的使用体会。

二、经方对偶的类别

经方的对偶主要包括病位对偶、病症对偶、病性对偶、方证对偶、脉证对偶、大小对偶、药物对偶、类方对偶。

（一）病位对偶

麻黄汤：寒热同见，病在太阳。

小柴胡汤：寒热往来，病在少阳。

麻黄汤证和小柴胡汤证，一个是寒热同见，发热的同时也恶寒；一个是寒热往来，先寒后热，或先热后寒，或时热时寒，或对寒热敏感。这是从类证鉴别。此外，它们一个病位在太阳，一个病位在少阳。张仲景把所有疾病分成两类：一类是阴病，一类是阳病。又把阳病分成三类：太阳、阳明、少阳；把阴病也分成三类：太阴、少阴、厥阴。在太阳病的基础上又分三类：太阳伤寒、太阳中风、太阳温病。

麻黄汤：发热无汗，脉浮，为表阳证。

麻黄附子细辛汤：发热无汗，脉沉，为表阴证。

麻黄汤证和麻黄附子细辛汤证，一个是在表，属阳证；一个是在表，属阴证。胡希恕和冯世纶把麻黄附子细辛汤证归类于伤寒，说明它是表阴证。把六经辨证与八纲辨证有机融合，太阳病属表阳证，少阴病属表阴证，这刚好是对偶的。麻黄汤证是人的正气很足，寒邪也很厉害，正邪相争于表而出现恶寒、发热、汗出、头痛、身痛、腰痛、腿痛、咽喉痛、脉浮浅。这就是病位对偶，一个是表阳，一个是表阴。

小柴胡汤：寒热往来，病在少阳。

乌梅丸：厥热胜复，病在厥阴。

小柴胡汤证和乌梅丸证，一个病位是在少阳，一个病位是在厥阴，少阳和厥阴相表里；一个是足少阳胆，一个是足厥阴肝，肝、胆相表里；一个是寒热往来，一个是厥热胜复，厥是指厥冷，很冰的意思，也是寒热，但是它没有少阳病那么典型。小柴胡汤有七味药，乌梅丸有十味药。小柴胡汤的主药是柴胡，用了八两，主要治疗外邪穿透太阳表层进入少阳半表半里地带出现的寒热往来、胸胁苦满、嘿嘿不欲饮食、心烦喜呕等一系列症状。这些症状出现之后，既不能通过表发汗，又不能用攻下的方法，因为邪气既在表也在里，即在半表半里。而且邪气化热上冲，出现口苦、咽干、目眩等症状，只能采用和解的方法。要怎么和解？在表，用大量的柴胡；在里，用黄芩。这是通过发散来和解，因为柴胡是辛凉的，辛属发散。而乌梅刚好相反，它是酸的，酸属收敛。乌梅用了300枚，还用苦酒（醋）来泡一宿。乌梅丸是治疗半表半里的阴证，小柴胡汤是治疗半表半里的阳证，都在半表半里。一个偏上、偏热、偏实，一个偏下、偏寒、偏虚，但是都有寒热。

大柴胡汤：少阳阳明合病。

柴胡桂枝干姜汤：少阳太阴合病。

大柴胡汤证和柴胡桂枝干姜汤证，一个是少阳阳明合病，这是原来病在少阳，但是已经化热得比较明显，有一部分邪气踏入阳明地带；一个是少阳太阴合病，这是少阳病没好，但是由于正气不足，有一部分邪气踏入太阴地带。邪在少阳，实则阳明，虚则太阴。如果正气很足，邪气会往阳明方向转，化热。如果正气不足，脾胃虚弱，邪气会往太阴方向转，变成虚寒。

圣人居中：理中汤。

左青龙：小青龙汤。

右白虎：白虎汤。

南朱雀：朱鸟汤（黄连阿胶汤）。

北玄武：玄武汤（真武汤）。

理中汤，理中者，理中焦，调理中焦的气。左边是东、主升，右边是西、主降，所以是左青龙、右白虎。朱雀之前叫朱鸟汤，后来改称黄连阿胶汤。玄武汤因为要避皇帝的名讳，所以改称真武汤。青龙汤可治疗饮证，小青龙汤是治疗外寒里饮的，大青龙汤是治疗外寒里热的。白虎汤是清的，主降，阳明证治主燥、主降。黄连阿胶汤是泻南补北的，泻南方的火，补北方的水。真武汤是治阳气水泛的，温下焦的阳气去化寒水泛滥。

麻黄连翘赤小豆汤：黄疸，病位偏表。

茵陈蒿汤：黄疸，病位偏里。

栀子柏皮汤：黄疸，病位偏半表半里。

麻黄连翘赤小豆汤、茵陈蒿汤、栀子柏皮汤都是治疗黄疸的。黄疸偏表，寒邪郁表，里面化热化湿，出现麻黄连翘赤小豆汤证。这条方经常用在皮肤病治疗中，例如湿疹，里面偏热。茵陈蒿汤证病位偏里；栀子柏皮汤证病位偏半表半里，既在里也在表。

（二）病症对偶

麻黄汤：无汗，恶寒，脉浮紧。

桂枝汤：有汗，恶风，脉浮缓。

麻黄汤证和桂枝汤证，一个是太阳伤寒，一个是太阳中风；一个无汗，一个有汗；一个恶寒，一个恶风；脉浮则相似，一个脉浮紧，一个脉浮缓。

葛根芩连汤：表里俱热而腹泻，为热利。

桂枝人参汤：表里俱寒而腹泻，为寒利。

人参汤就是理中汤，桂枝人参汤就是桂枝加理中汤。葛根芩连汤和桂枝人参汤，同样治下利，一个属热，一个属寒。属热，为热利；属寒，为寒利。

五苓散：渴而小便不利，属阳证。

瓜蒌瞿麦丸：渴而小便不利，属阴证。

《伤寒论》第71条至第74条完整记载了五苓散。瓜蒌瞿麦丸出现在《金匮要略》里。它们都是五味药，都可治小便不利，但是一个属阳证、一个属阴证。五苓散证的小便不利为太阳蓄水证，这是表邪未解，外邪循经入太阳腑（膀胱），导致膀胱气化不利而出现小便不利、尿频尿急等。这类病证都有渴，都有小便不利。我们学《伤寒论》要看《金匮要略》，学《金匮要略》要看《伤寒论》，这样对看、互看，容易入脑、入心，不易遗忘。

竹叶石膏汤：胸中满闷，为胃有虚火。

茯苓杏仁甘草汤：胸中满闷，为脾有水饮。

竹叶石膏汤和茯苓杏仁甘草汤都可治胸中满闷，一个是胃有虚火，一个是脾有水饮，但是引发的症状相似。

泻心汤：上焦阳热而吐血。

黄土汤：下焦阴寒而下血。

泻心汤（大黄、黄连）是治疗热痞的；黄土汤是治疗肠虚寒和出血的。一个是上焦阳热，一个是下焦阴寒；一个是吐血、往上走，一个是下血、往下走。

茯苓四逆汤：烦躁，属阳衰于下，寒水凌心。

栀子豉汤：烦躁，属胸膈郁热，热扰心神。

茯苓四逆汤是在四逆汤三味药的基础上加人参、茯苓，症见烦躁。栀子豉汤证也烦躁，此为纯热，热郁在胸膈，导致心中懊恼、胸中窒症状，很烦、很热，这就需要栀子、淡豆豉来宣清胸膈郁热。茯苓四逆汤证则是阳衰于下，寒水上冲，凌心犯肺所导致的烦躁。

热利：黄芩汤、葛根芩连汤、白头翁汤。

寒利：理中丸、桂枝人参汤、四逆汤。

治热利，用得比较多的是三汤：黄芩汤（四味药）、葛根芩连汤（四味药）、白头翁汤。治寒利，则要温阳散寒、化湿利湿，可用理中丸、桂枝人参汤、四逆汤。

四逆汤：四逆，为阳虚寒凝，四末失温。

当归四逆汤：四逆，为血虚寒凝，四末失温。

四逆散：四逆，为气郁于内，阳气不能外达。

白虎汤：四逆，为热郁于内，阳气不能外达。

出现手脚冰冷，不全是四逆汤证。四逆汤证的冷是阳气不足，不能温煦手脚的末端。除了四逆以外，舌是淡的，人怕冷，容易下利，脉是沉衰无力的。但当归四逆汤证不一样，它是血虚寒凝的四逆。它不是阳气不足，而是肝气郁结，少阳气郁不舒，阳气不能外达。它不是没阳气，而是阳气被邪气挡住了，气滞。这就要疏肝理气，把经络打通，阳气自然就可以出来。白虎汤证也会出现四逆，还有恶寒。此证非常寒，热胜厥愈胜，厥胜热愈胜，有些病热到极点就会出现寒象。明代张景岳曾说"独处藏奸"，就是别的地方都是一派热象，只有某个地方有寒象，这就是主证。

越婢加术汤：腰以上肿，当发汗。

牡蛎泽泻散：腰以下肿，当利水。

越婢加术汤和牡蛎泽泻散都可治肿，腰以上肿当发汗，腰以下肿当利水。

竹皮大丸： 心烦，属胃中虚热。

栀子豉汤： 心烦，属胸膈郁热。

竹皮大丸出自《金匮要略》。竹皮大丸和栀子豉汤都可治心烦，一个是胃中虚热，一个是胸膈郁热。

大、小承气汤： 便秘，属实热。

备急丸、走马汤： 便秘，属实寒。

大、小承气汤和备急丸、走马汤都可治便秘，一个属湿热，一个属寒湿。

柏叶汤： 咳血，属虚寒。

麦冬汤： 咳血，属虚热。

柏叶汤和麦冬汤都可治咳血，一个属虚寒，一个属虚热。

肾着汤： 腰冷，小便不利。

栝楼瞿麦丸： 腹冷，小便不利。

肾着汤（也叫干姜苓术汤）、栝楼瞿麦丸（栝楼根就是天花粉）主治症状都有冷：一个是腰冷，出现小便不利；一个是腹冷，是下焦阳虚，下有寒导致的膀胱气化不利而出现小便不利，上有燥，口干口渴。

葛根汤： 项背强几几，无汗。

桂枝加葛根汤： 项背强几几，有汗。

葛根汤、桂枝加葛根汤都可治肩颈僵硬不舒服，一个是无汗，一个是有汗，一个是实，一个是虚。葛根汤里有麻黄，桂枝加葛根汤里没有麻黄，麻黄在葛根汤中是起散寒的作用，这一点非常重要。

桂枝加芍药汤： 腹满时痛。

桂枝加大黄汤： 腹大时痛。

桂枝加大黄汤是在桂枝加芍药汤的基础上再加大黄。桂枝加芍药汤和桂枝加大黄汤，一个是治疗腹满时痛，一个是治疗腹大时痛，是太阳阳明合病。

（三）病性对偶

辨证，一要辨病位，即病在哪里；二要辨病性，即属寒、属热、属虚还是属实。

大青龙汤：表有寒，里郁热。

小青龙汤：表有寒，里水饮。

大青龙汤证表有寒，以寒为主，里有热，表现出烦躁。方中用六两麻黄来散热，此证的热是闷出来的，病机是寒邪困遏卫阳，营阴不足。小青龙汤证则是表有寒，里有饮。它最根本的病证特点是吐出的痰是水样痰、泡沫样痰，而且鼻涕清稀。

麻黄加术汤：寒湿痹。

麻杏薏甘汤：湿热痹。

麻黄加术汤、麻杏薏甘汤可治一些痹证，包括一些表证，如风湿性关节炎、类风湿关节炎，病机是寒湿痹或湿热痹。

薏苡附子败酱散：虚寒型肠痈。

大黄牡丹皮汤：实热型肠痈。

薏苡附子败酱散可治虚寒型肠痈，我也经常用它治疗顽固性慢性泌尿系感染，妇科医生常用它治疗慢性盆腔炎、宫颈炎。方中附子是辛热的，败酱是苦寒的，大寒大热都在一条方里，既温阳，又清热利湿、解毒。大黄牡丹皮汤则可治实热型肠痈。

肾着汤：寒湿下注。

当归贝母苦参汤：湿热下注。

肾着汤、当归贝母苦参汤都可治下焦湿：一个是化热；一个是肝气不足，化寒。

表郁轻证：

桂枝麻黄各半汤：太阳病，发热、恶寒、身痒。

桂枝二麻黄一汤：桂枝汤证多，麻黄汤证少。

桂枝二越婢一汤：桂枝汤证多，越婢汤证少。

《伤寒论》第23、25、27条对应的是表郁轻证。表郁轻证就是既不完全是风寒袭表、郁表的麻黄汤证，也不完全是桂枝汤证，而是两类症状都有。有没有汗？有时有汗，有时无汗。体质也不好。此时需要将麻黄汤和桂枝汤合到一起来治。我曾诊治一位女性患者，她很少出汗，一到夏天就出疹子，也很少去运动，一到办公室就开空调，爱吃冰淇淋。我用的是桂枝麻黄各半汤，没有加减。患者服了药，微微发点汗，疹子就消了。这是有湿有热，郁在皮下，要透、要发。如果里面出现化热，就要考虑桂枝二越婢一汤。

猪苓汤：小便不利之"热水"。
真武汤：小便不利之"寒水"。
五苓散：小便不利之"不寒不热之水"。

可根据水热互结是寒化还是热化加减用药。

大、小青龙汤，大、小柴胡汤

小青龙汤、小柴胡汤，俱是两解表里之剂，小青龙汤重在里，小柴胡汤重在表（重用八两柴胡）。大青龙汤、大柴胡汤，俱是两解表里之剂，大青龙汤重在表（用了六两麻黄），大柴胡汤重在里（用了大黄）。小青龙汤重在半里之水，小柴胡汤重在半表之热。小青龙汤治表寒里饮之水，重在温阳利饮；小柴胡汤治少阳枢机不利之热，重在和解少阳。这是参考清代柯韵伯《伤寒论翼》一书：

小青龙之水，动而不居；
五苓散之水，留而不行；
十枣汤之水，纵横不羁；
大陷胸之水，痞硬坚满；
真武汤之水，四肢沉重。

猪苓汤：水热内停，为热邪与水互结。
真武汤：水寒内停，为阳虚不能化水。

猪苓汤和真武汤，一个治水热，一个治水寒。

（四）方证对偶

方证，即这条方对应什么证，或者用这条方有什么依据。这是研究《伤寒论》的一个重点。例如，桂枝汤的方证，即桂枝汤的用方依据，如有发热、汗出、恶风、脉缓。体质比较好，如有恶寒、头痛、身痛、脉浮紧，可以用麻黄汤。

橘皮枳实生姜汤： 腹胀，病位在胃，实多虚少。

厚朴生姜半夏甘草人参汤： 腹胀，病位在脾，虚多实少。

橘皮枳实生姜汤出自《金匮要略》，厚朴生姜半夏甘草人参汤出自《伤寒论》。这两个证都会有腹胀，一个病位在胃，一个病位在脾；一个是实多虚少，一个是虚多实少。

葛根汤： 有兴奋作用，用于寒遏证。

白虎汤： 有镇静作用，用于里热证。

葛根汤和白虎汤，一个有兴奋作用，一个有镇静作用。白虎汤的四大证是大热、大汗、大渴、脉洪大，表现为亢奋、高代谢，服药后热退、汗止、渴止、脉缓，人能安静下来。

黄连汤： 上热下寒，有腹痛。

半夏泻心汤： 上热下寒，无腹痛。

黄连汤是在半夏泻心汤的基础上去掉黄芩，加了二两黄连，然后再加桂枝。两方均可治上热下寒。

通脉四逆汤加猪胆汁汤： 少阴肾阳虚衰，以虚阳浮越为常。

炙甘草汤： 少阴心阴心阳两虚，以心阴亏虚为主。

这两条方都是治疗伤寒误下、误吐、误汗导致的虚证。《伤寒论》经常用误汗、误下、误吐来带出一些变证或类似证，再提出方证。通脉四逆汤加猪胆汁汤证，属少阴，下焦阳虚，虚阳浮热，上面的热是虚热、浮热，要以温下为主，将浮阳引下。炙甘草汤可治伤寒心动悸、脉结代，此证是少阴的心阳、心阴（心气、心血）不足，但以心阴（心血）亏虚为主，也叫复脉汤。

桂枝救逆汤： 阳虚惊悸。

桂枝加附子汤： 阳虚漏汗。

桂枝救逆汤、桂枝加附子汤都是以治阳虚为主，一个是阳虚惊悸，一个是过汗伤阳，过下伤阴，或者说汗损其阴，发汗太猛，已经伤了清阳，就需要加附子，或者加桂枝。

大黄附子汤： 通大便，治里寒实。

真武汤： 利小便，治里寒湿。

大黄附子汤可治里寒实，真武汤可治阳虚水泛，一个是温阳通便，一个是温阳利湿。

大、小陷胸汤： 热实结胸。

三物小白散： 寒实结胸。

实证血瘀： 桂枝茯苓丸、桃核承气汤、抵当汤。

虚证血瘀： 当归芍药散、温经汤、大黄蛰虫丸。

太阳夹饮：

桂枝去桂加茯苓白术汤： 无汗。

五苓散： 有汗。

少阴夹饮：

栝楼瞿麦丸： 口渴。

真武汤： 不渴。

外寒内饮：

小青龙汤： 加桂、芍、草，兼治表虚有汗。

射干麻黄汤： 加射、紫、冬、枣，重在喘逆上气。

厚朴麻黄汤： 加厚、杏、膏、麦，重在喘满胸闷。

这些治外寒内饮的方都含姜、辛、味、夏、麻。

（五）脉证对偶

脉证，即有什么样的脉象特点，就有什么样的证候特点。

小建中汤：阳脉涩、阴脉弦，伴腹中急痛。
小柴胡汤：阳脉涩、阴脉弦，无腹中急痛。

小建中汤证阳脉涩、阴脉弦。寸关尺之中，寸脉属阳，尺脉属阴，寸脉是涩的，尺脉是弦的。如果伴有腹中急痛，用小建中汤。小柴胡汤证同样是阳脉涩、阴脉弦，但是没有腹中急痛。

（六）大小对偶

经方里共有八个大小对偶。

大柴胡汤：重在少阳腑证。
小柴胡汤：重在少阳经证。

大柴胡汤重在少阳腑证，小柴胡汤重在少阳经证，也可以理解为，前者治少阳阳明合病，后者治太阳少阳合病。

大半夏汤：和胃止呕。
小半夏汤：补中降逆。

小半夏汤就两味药，半夏配生姜。大半夏汤是半夏加人参、白蜜。

大青龙汤：外寒内饮。
小青龙汤：外寒内热。

小陷胸汤：痰热互结。
大陷胸汤：水热互结。

大建中汤：温中补虚，散寒止痛。
小建中汤：温中补虚，和里缓急。

小建中汤是桂枝汤倍芍药（把芍药用量加倍），再加饴糖（麦芽糖）。它是温中补虚、和里缓急的。大建中汤不一样，方中有蜀椒（干椒）、干姜、人参，再加饴糖，所以它温中补虚、散寒止痛的力度要比小建中汤大得多。

大承气汤：以便秘为主。

小承气汤：以腹胀为主。

大承气汤比小承气汤猛一些，功效强一些。

（七）药物对偶

六味地黄丸：三补三泻

熟地色黑入肾，滋肾填精，重在益肾阴。

萸肉色红入心，味酸补肝，重在益肝阴。

山药色白入肺，味甘补脾，重在益脾阴。

泽泻利肾浊，防熟地之滋腻。

丹皮泄肝热，制萸肉之温涩。

茯苓渗脾湿，助山药之健运。

六味地黄丸来源于《金匮要略》肾气丸，只是把生地换成熟地（汉代只有生地），把桂枝、附子去掉。这条方出自宋代医家钱乙，《小儿药证直诀》收集了他的经验，书中说小儿是纯阳之体，不太适合用附子、肉桂，还把生地换成熟地，就演变成现在的六味地黄丸。这是非常经典的方子，可三补三泻。三补，一味熟地，一味萸肉，一味山药；三泻，一味泽泻，一味丹皮，一味茯苓。此方非常工整，所谓"阴中求阳，阳中求阴"，都在里面了。

（八）类方对偶

临床所见病证极其复杂，有时不是几味药或单条方能够治愈的，需要一些合方来治大病、杂病。下文以麻黄类方为例，列了几条线。

寒热线：

纯表寒：麻黄汤。

表寒重里热轻：大青龙汤。

表寒轻里热重：麻杏甘石汤。

纯里热：白虎汤。

寒邪袭表，到了体内之后转热，从寒到热，从表到里。麻黄汤证是纯表寒，一点热也没有。大青龙汤证是表寒里热。为什么会有里热呢？因为人体感受寒邪之后，毛孔就会闭起来，以抵抗外邪，不让阳气耗损，时间长了，里面的阳气就会化热，没地方散，里面的津液就会化湿。所谓的热，所谓的湿，都是正常的阳气与津液转化而来，不是从外面进来的。麻杏甘石汤证，表寒轻里热重。白虎汤证是纯里热，表寒慢慢没有了，以热为主，全部症状都往阳明方向转，已经没有太阳病了。从寒到热，中间有表寒里热，这就是寒热线，往类方靠。

水湿线：

寒湿： 甘草麻黄汤、麻黄加术汤。

湿热： 越婢加术汤、麻杏薏甘汤、麻黄连翘赤小豆汤。

表寒里湿： 小青龙汤。

里湿： 苓甘五味姜辛夏汤。

麻黄汤证的病机是卫阳被遏，营阴被抑，阳气不运，营阴就困在那里。如果病人的阳气不是很足，症状就会以水饮为主。甘草麻黄汤证、麻黄加术汤证是以水肿、浮肿、水饮为主，麻黄在这里的作用就不是发汗解表，而是利水。此证还有湿热，外有表寒，里面既有湿又有热。

虚实线：

表实： 麻黄汤。

表实里虚： 麻黄附子细辛汤、麻黄附子甘草汤。

里虚： 四逆汤。

麻黄类方主治实证，阳气较足，邪气也较足，正邪相争，所以表现激烈，但是时间一长，或者病人本来的阳气不够、正气不足，症状就会从实到虚。例如麻黄汤证，它是纯表实的，正气足，脉是有力的，等到慢慢转为寒邪在表，里面的阳气就开始虚，这时就要用麻黄附子细辛汤、麻黄附子甘草汤。如果外寒已经没有了，纯是虚证，内外皆寒，以内寒为主，就要用四逆汤，方中有附子、干姜、炙甘草。

疼痛线：

麻黄汤、葛根汤、桂枝芍药知母汤、麻黄附子细辛汤

寒邪袭表，寒是收引、凝滞的。例如新冠病毒感染的第一波症状，全身酸疼说明有寒，嗓子像刀割一样说明有里热。麻黄汤证、葛根汤证，项背强几几、绷得很紧，还有桂枝芍药知母汤证、麻黄附子细辛汤证，因有寒，会有痛感。

（孟繁甦整理　赖海标审校）